AF401802

LEÇONS
DU DOCTEUR BROUSSAIS

SUR

LES PHLÉGMASIES

GASTRIQUES.

LEÇONS

DU DOCTEUR BROUSSAIS

SUR

LES PHLEGMASIES

GASTRIQUES

DITES

FIÈVRES CONTINUES ESSENTIELLES DES AUTEURS,

ET SUR LES PHLEGMASIES CUTANÉES AIGUËS,

PAR E. DE CAIGNOU DE MORTAGNE,

Docteur en médecine, Médecin adjoint du Bureau de charité du 10ᵉ arrondissement de Paris, Président de la Société d'instruction médicale de Paris, Membre de celle de Bordeaux, Membre de la Société de médecine pratique de Paris, etc. ;

ET

A. QUEMONT,

Docteur en médecine, Membre des Sociétés d'instruction médicale et de médecine pratique de Paris.

DEUXIÈME ÉDITION, REVUE ET CORRIGÉE.

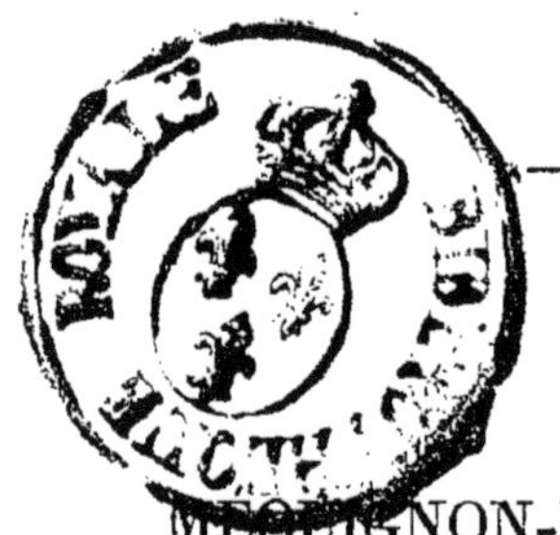

PARIS,

MÉQUIGNON-MARVIS, LIBRAIRE-ÉDITEUR,

RUE CHRISTINE, Nᵒ 1,

ci-devant rue de l'École de Médecine, nᵒ 3.

MAI 1823.

En publiant un résumé de vos leçons sur les phlegmasies, il était bien naturel de vous en offrir l'hommage ; en daignant l'accepter, vous me procurez une satisfaction qui serait sans égale, si la perspective de rendre un important service au public n'ajoutait à ma félicité.

Si vos nombreuses occupations vous eussent permis de terminer le grand œuvre auquel vous travaillez, je n'aurais eu, ainsi que tous les autres médecins, qu'à profiter et me taire ; mais les délais auxquels vous êtes forcé par la confiance du public m'ont inspiré le désir de vous devancer dans la publication de vos idées. Puissent votre philanthropie et votre zèle si connu pour l'avancement de la science ne voir dans mon entreprise qu'un témoignage de la reconnaissance que je partage avec tous vos élèves, et qui n'est égalée que par la haute considération et les sentiments respectueux avec lesquels je suis,

MONSIEUR,

Votre très humble et très obéissant
serviteur,

E. DE CAIGNOU.

PRÉFACE

DU DOCTEUR DE CAIGNOU.

Partout on parle aujourd'hui de la nouvelle doctrine, mais il est peu de gens qui la connaissent à fond. Les uns n'y voient qu'un renouvellement des idées de Chirac, ou la phlébotomanie du médecin Botal ; d'autres croient que l'auteur n'a fait qu'étendre les idées de Pujol sur les inflammations latentes. Il en est qui s'imaginent que cette doctrine est extraite de l'ouvrage du docteur Prost, parce que ce médecin a fait beaucoup d'attention à la rougeur de la membrane muqueuse du canal digestif, à la suite des prétendues fièvres adynamiques et ataxiques ; plusieurs autres soutiennent qu'elle a beaucoup d'analogie avec la théorie du docteur Caffin sur les fièvres essentielles, etc. Mais dans la réalité, la doctrine de M. Broussais n'a pas plus de rapport avec tous ces systèmes qu'avec ceux qui les ont précédés. L'auteur a mis en œuvre tous les faits qui sont venus à sa connaissance; il les a vérifiés dans sa pratique et discutés dans ses leçons orales. Je ne dirai point qu'il a mis à contribution ces auteurs, en empruntant ou rectifiant leur manière d'interpréter les phénomènes physiologiques; car le germe de sa doctrine ne se rencontre dans aucun ouvrage moderne, et celui de tous les auteurs anciens où l'on pourrait en trouver quelques vestiges, c'est sans contredit le seul Hippocrate.

L'anatomie et la physiologie sont les bases sur lesquelles repose l'édifice de la nouvelle doctrine, et nous ne craignons point d'assurer que la médecine n'a jamais été assise sur des bases aussi solides. Si maintenant elle y est bien établie, l'édifice de cette science doit être désormais inébranlable. Telle est aussi la profession de foi unanime de tous ceux qui ont suivi M. Broussais assez de temps pour le bien comprendre, et spécialement de ceux qui l'ont vu pratiquer. Mais combien de médecins n'ont pu jouir de cet avantage ! Les uns en sont privés par leurs occupations ; d'autres, trop avancés dans la carrière, environnés d'une brillante renommée, ou revêtus des dignités médicales, n'ont eu garde de venir s'asseoir à côté de leurs propres élèves. Ces hommes sont pourtant les juges naturels des jeunes médecins qui se présentent aujourd'hui pénétrés des vérités de la nouvelle doctrine, et leur opinion, souvent trop légèrement exprimée, décide en un clin d'œil de notre savoir, et règle la mesure de notre réputation naissante.

Tels sont, à mon avis, les hommes qu'il importe le plus d'éclairer et d'initier aux mystères de la doctrine physiologique, afin que, ces mystères disparaissant à leurs yeux, les jeunes médecins qui ont eu le bonheur de les pénétrer dès leur début ne trouvent plus d'obstacles à servir l'humanité.

Si l'ouvrage que nous offrons au public ne contient pas le développement complet de la doctrine physiologique, du moins en offre-t-il les bases dans les considérations générales, et l'application dans l'histoire des irritations gastriques, qui sont, sans contredit, les plus importantes et les moins connues de toutes les maladies de l'homme et des animaux domestiques.

En effet, c'est par la connaissance de ces affections que se décide la question, encore en litige pour certains hommes, sur l'existence des prétendues fièvres essentielles ; question déjà résolue par *l'examen de la doctrine médicale*, et que l'on ne s'aviserait point aujourd'hui de remettre en problème, si, laissant de côté tout esprit de parti, on se fût décidé à répéter les observations et les expériences de l'auteur.

Aux phlegmasies gastriques se rallient nécessairement toutes les maladies fébriles, ainsi que le prouve journellement notre auteur dans sa clinique; mais les inflammations cutanées, qu'on appelle éruptives, s'y rattachent d'une manière toute spéciale. La doctrine du docteur Broussais est tout-à-fait nouvelle sur ce point, aussi-bien que sur la plupart des autres. Si elle eût été con-

nue des praticiens, nous n'aurions pas eu tant à
gémir sur les désastres de la variole, qui, grâce
à la défaveur que quelques personnes essaient de
jeter sur la vaccine, multiplie chaque jour de
plus en plus ses victimes. Il en est ainsi de la
rougeole, qui vient de régner épidémiquement,
et dont un grand nombre d'enfants sont péris,
parce que les médecins qui leur donnaient des
soins ignoraient que l'inflammation des membranes muqueuses en forme le caractère fonda-
mental, et en constitue tout le danger. Les idées
de saburres à évacuer, de forces à soutenir, de
symptômes nerveux à combattre par des anti-
spasmodiques ; ces idées, qu'on a substituées à
celle d'un venin qu'il fallait autrefois diriger vers
la peau au moyen de sudorifiques, conduisent
aujourd'hui la plupart des praticiens à un traitement directement opposé à celui qui convient
à ces maladies. Mais quiconque aura médité les
documents fournis par le docteur Broussais sur
ces sortes d'affections sera pour jamais préservé
d'erreurs aussi déplorables.

Tout ce que je viens de dire s'applique également à la scarlatine, au croup, à l'érysipèle, au phlegmon, et même à toutes les phlegmasies de l'extérieur du corps, qui passaient jusqu'ici pour être bien connues, mais que leur liaison avec la gastro-entérite fait paraître aujourd'hui sous un nouveau jour : de sorte qu'il est vrai de dire que les principes de la science éprouvent une révolution complète, dont personne n'avait encore eu l'idée.

Il n'est point question dans notre ouvrage des inflammations du péritoine, du foie, ni de celles des poumons, du cerveau et des autres viscères ; mais les médecins accoutumés à l'exercice de leur profession feront facilement à ces maladies l'application des préceptes que l'on développera à l'occasion des phlegmasies du canal digestif, puisqu'elles n'en diffèrent que par rapport aux régions où les saignées locales doivent être pratiquées, et pour celles où la révulsion peut être exercée sans danger. D'ailleurs, si l'on a bien étudié la gastro-entérite dans notre auteur, on en saisira toujours la complication dans les autres maladies, soit aiguës, soit chroniques; et ces rapprochements fourniront aux praticiens les bases d'une théorie applicable à toutes les maladies fébriles.

Nous n'en exceptons pas même les typhus, dont le nom ne figure pas parmi les affections dont nous nous sommes occupés. En effet, ces maladies ne sont autre chose que des gastro-entérites par empoisonnement miasmatique; leurs phénomènes et leur traitement sont donc à peu près identiques à ceux de la gastro-entérite sporadique : les petites différences qui peuvent les séparer seront facilement saisies par les médecins éclairés. Leur complication avec les autres phlegmasies ne doit pas plus les embarrasser que celle de la gastro-entérite la plus ordinaire. Tous ces problèmes se résolvent absolument de la même manière.

Ces considérations nous autorisent à avancer que ce petit Traité, quoique en apparence borné aux phlegmasies gastriques et cutanées, embrasse en général toutes les maladies aiguës, à l'exception des intermittentes ; et que par les développements qu'il offre aux observateurs sur les gastro-entérites de longue durée, il jette la plus vive lumière sur la majeure partie des maladies chroniques.

Puissent nos efforts être couronnés du succès que nous ambitionnons, celui d'être utiles à l'humanité, en dissipant les préventions qui empêchent encore une foule de praticiens d'ailleurs très respectables d'étudier une doctrine dont les jeunes médecins ont retiré, depuis cinq ans, de si grands avantages !

LEÇONS

SUR

LES PHLEGMASIES

GASTRIQUES,

DITES

FIEVRES CONTINUES ESSENTIELLES,

ET SUR LES INFLAMMATIONS CUTANÉES.

~~~~~~

CHAPITRE PREMIER.

CONSIDÉRATIONS GÉNÉRALES SUR LA PATHOLOGIE.

La médecine est la partie de l'histoire naturelle qui nous donne la connaissance de l'homme malade, des effets des maladies et des moyens d'y remédier.

Les maladies sont des dérangements que subissent les fonctions et qui les éloignent de l'état normal ou physiologique. Elles proviennent toujours de la lésion des organes chargés d'exécuter ces fonctions. Étudier les maladies,
~~~~~~

c'est donc chercher à connaître les lésions ou les dérangements d'action des organes. Tous les organes en sont susceptibles, ainsi que les différents tissus dont ils sont composés. De ce qu'ils peuvent être lésés de différentes manières, il s'ensuit qu'il existe autant de maladies qu'il y a de tissus et de différences dans leur mode d'action.

Pour parvenir à la notion exacte de ces désordres, il est indispensable de connaître l'anatomie, la physiologie et les modificateurs ou agents qui se trouvent dans les trois *règnes de la nature*. Les rapports de ces modificateurs avec l'homme sont étudiés dans l'hygiène, branche de la médecine dont la fin est la conservation de la santé. Ces mêmes modificateurs nous fournissent aussi les moyens de la matière médicale ; autre dépendance de l'art de guérir, qui nous fait connaître les médicaments, leur mode d'administration, et leur action sur l'économie animale.

Entre l'hygiène et la matière médicale se trouve placée la séméiotique, qui traite des signes des maladies. Le médecin ne peut exercer avec avantage ces trois branches de l'art de guérir qu'autant qu'il connaît à fond les phénomènes de la vie.

La *pathologie* comprend la description des maladies, leurs causes, leur marche et la manière de les traiter. Parmi les maladies, les unes exigent, pour leur curation, les secours de la main seule ou armée d'instruments; elles sont du ressort de la chirurgie. Les autres se traitent spécialement par les moyens hygiéniques et pharmaceutiques; celles-ci composent le domaine de la médecine proprement dite. On nomme ces dernières maladies internes, parce que les parties intérieures ou contenues dans les trois cavités splanchniques sont lésées. C'est d'elles seules que nous nous occuperons. Mais toutes ces maladies ne sont pourtant pas tellement distinctes, que les premières, ou chirurgicales, ne demandent point les moyens des secondes, dites internes, et réciproquement.

Les maladies dont nous traitons peuvent se développer dans tous les tissus primitifs; elles peuvent modifier les principales fonctions, ou mieux les organes qui les exécutent.

En première ligne sont les maladies aiguës, parmi lesquelles celles qui offrent le plus d'intérêt à l'observateur ce sont les fièvres et les phlegmasies.

Le mot fièvre vient de *fervor, chaleur;* on lui donne encore pour origine *februare, purifier.*

Tous les cas d'accélération du cours du sang,

avec chaleur augmentée et lésion des forces et des sécrétions, furent des fièvres pour les médecins de l'antiquité. Ils reconnurent ensuite que bien souvent ces fièvres dépendaient d'une irritation locale caractérisée par la rougeur, la chaleur, la tumeur et la douleur. Cette irritation prit le nom d'inflammation. Mais l'inflammation ne fut reconnue que dans un petit nombre de cas des plus apparents, parce qu'on ne connaissait point les tissus, parce que l'on ignorait que plusieurs d'entre eux peuvent l'éprouver dans une foule de nuances qui n'excitent point la fièvre, parce qu'enfin l'on n'avait point découvert les traces de plusieurs inflammations dans les cadavres.

Les inflammations dont le siége ne fut point découvert, restèrent donc inconnues, et les fièvres qu'elles excitent furent attribuées à une irritation générale de l'organisme. De là deux espèces de fièvres : les unes dépendantes des inflammations connues, et qui prirent le nom de ces affections locales; les autres subordonnées à des inflammations méconnues, qui gardèrent le nom de fièvres, et furent qualifiées d'essentielles.

Les uns attribuaient aux humeurs cet état maladif; de là les fièvres humorales : c'est l'opinion de *Galien*.

Les autres, fondant leur opinion uniquement sur l'état des matières excrétées, distinguaient des fièvres sudatoires, bilieuses, pituiteuses, putrides. Tantôt on avait égard à l'état des systèmes nerveux et sanguin ; alors on distinguait des fièvres dites nerveuses, sanguines, chaudes, ardentes, selon que la peau était froide ou chaude, et les nerfs plus ou moins affectés. Tantôt on prenait en considération l'affection du cerveau, et l'on établissait alors des fièvres torpides, soporeuses, comateuses, etc.

Ceux qui ne voyaient dans l'économie que sthénie et asthénie, c'est-à-dire force ou faiblesse, établirent leurs divisions sur ces motifs, et créèrent des fièvres sthéniques et asthéniques.

Certaines affections locales servaient encore à caractériser quelques fièvres : c'est ainsi que l'on disait fièvre catarrhale, rhumatismale, cérébrale, vésiculaire, pétéchiale, miliaire, traumatique, etc., lorsque ces diverses affections étaient accompagnées de fièvre.

De même on appela fièvre vermineuse celle qui est accompagnée de la présence des vers dans le canal intestinal.

Les fièvres, d'après leur durée, reçurent le nom d'aiguës, de lentes.

On a encore dénommé les fièvres d'après la

contrée où on les avait observées : de là les fièvres
de Hongrie, la suette anglaise, etc. , parce que
dans ces climats les fièvres ont présenté quelques
symptômes particuliers, ce qui fait que l'on a cru
trouver en elles des fièvres différentes de celles
déjà connues ; et l'on a cru devoir en faire des
genres particuliers dans le cadre nosographique.

Le professeur *Pinel* choisit pour base unique
six points principaux : 1° un état pléthorique d'où
il tire la fièvre angioténique ; 2° une irritation de
l'appareil digestif, qu'il refuse d'associer aux inflammations, fait naître sa fièvre méningo-gas-
trique ; 3° il prend sa fièvre adéno-méningée
dans un surcroît de sécrétion muqueuse de l'estomac et des intestins ; 4° la prostration des forces
établit la fièvre adynamique, qui n'a qu'un pas à
faire pour arriver à la putridité ; 5° de l'irrégularité et du désordre des fonctions, surtout de
celles que l'on appelle animales, résulte la fièvre
ataxique ou maligne ; 6° enfin, son dernier ordre
renferme la fièvre qu'il nomme adéno-nerveuse
(peste), ainsi appelée parce qu'elle joint à un
état ataxique une affection des glandes lymphatiques.

Pour comprendre les phénomènes de la fièvre,
en général, il faut remonter à la physiologie.

Parmi tous les tissus, il en existe deux généraux ; ils entrent dans la composition de toutes les parties de notre corps ; partout ils sont étroitement liés, et presque toujours simultanément affectés. Leur rôle est très important dans les phénomènes physiologiques et morbides ; ils sont la boussole du médecin dans le diagnostic des maladies. Ces tissus sont le vasculaire et le nerveux.

Le premier se divise en système vasculaire rouge et en système vasculaire blanc.

Le tissu nerveux se subdivise en système de relation et en système nerveux de nutrition.

De la lésion de ces deux grands systèmes naissent les dérangements des fonctions, dérangements qui, réunis en divers groupes appelés *symptômes*, *signes*, ont servi à former jusqu'à ce jour des êtres qui ont reçu le nom de *maladies*.

Les lésions pathologiques des divers tissus sont caractérisées par la diminution ou l'augmentation dans leurs phénomènes vitaux. Pour nous, le premier de ces états sera une ab-irritation ; le second, une sur-irritation ou irritation morbide. Toutes les inflammations et les hémorragies sont produites par l'augmentation d'action et la sur-irritation du système vasculaire rouge.

Dans le système vasculaire blanc, l'augmentation des phénomènes vitaux, ou la sub-inflammation , détermine les maladies appelées par les auteurs du nom d'engorgements lymphatiques , scrophules , etc. La diminution de ces mêmes phénomènes , ou l'ab-irritation , donne lieu aux stagnations d'humeurs ; de là les engorgements prenant naissance de l'action diminuée de ces vaisseaux.

Dans le système nerveux, l'augmentation d'action nous sera connue sous le nom de *névroses actives*, soit du système nerveux de relation , soit de celui de nutrition.

La diminution d'action , ou paralysie plus ou moins complète , sera désignée sous la dénomination de *névroses passives ;* et celles-ci se bornent au système nerveux de relation.

A ces éléments se réduisent toutes les maladies : rarement elles sont isolées.

Comme l'inflammation est un des phénomènes morbides les plus fréquents , nous commencerons par son étude , qui nous donnera la connaissance des fièvres.

Pour suivre la méthode analytique , nous considérerons d'abord les inflammations externes , dans lesquelles nos sens peuvent nous fournir de précieuses lumières. Nous passerons de là aux inflammations internes, dans lesquelles ces mêmes sens nous sont trop souvent insuffisants , ce qui nous oblige de recourir aux inductions.

Nous ferons remarquer que les phénomènes inflammatoires sont continus ou intermittents, toujours apparents ou obscurs.

Le caractère essentiel de l'inflammation est l'exaltation du système vasculaire rouge, marquée par quatre phénomènes principaux, douleur, rougeur, chaleur et tuméfaction. Dans les inflammations que nos sens ne peuvent apercevoir, la douleur seule peut nous être connue ; quelquefois elle manque. Dans ce cas, les sympathies sont les seules voies qui nous restent pour parvenir à reconnaître l'inflammation.

Comme la physiologie peut éclairer la théorie de l'irritation, et qu'elle nous fournit la notion des phlegmasies en général, nous devons jeter un coup d'œil sur l'ensemble du système vasculaire sanguin, composé du cœur, des artères, des veines et des capillaires, ordre de vaisseaux intermédiaires aux deux autres.

Le cœur est un muscle creux : dans sa structure entre un grand nombre de nerfs et de capillaires sanguins ; il se contracte régulièrement. Son action est augmentée de plusieurs manières : par l'afflux plus grand du sang, son stimulus ordinaire ; par l'influence des nerfs cérébraux, comme on l'observe dans les passions violentes, qui produisent à l'instant des palpitations répétées ; par les nerfs , qui ne sont pas du domaine de la vie de relation ; ainsi , la digestion en accélère les battements , etc. En effet, tout cela ne saurait être conçu autrement que par l'action sympathique des organes intérieurs qui communiquent avec le cœur, à l'aide des nerfs qui accompagnent les vaisseaux.

Les grosses artères , les plus volumineuses principalement, n'ont presque aucune influence sur la circulation , et doivent être considérées comme passives dans l'état physiologique. Mais les petites artères exercent sur cette fonction une action qui est en raison inverse de leur volume , c'est-à-dire que plus elles ont décrû , plus leur action est marquée.

Les veines, quoique plus contractiles, ne sont pas les seuls agents de la progression du sang qui les parcourt , puisque ce fluide obéit aussi à l'influence des capillaires et du cœur. La preuve en est que , dans la saignée , l'on fait affluer le sang dans les veines par la contraction musculaire, qui accélère le mouvement du sang dans les capillaires.

Les capillaires jouissent d'une propriété contractile, en vertu de laquelle ils se débarrassent du sang et le font cheminer dans les veines. C'est

par cette propriété, qui les rend indépendants
du cœur, que leurs mouvements sont accélérés
ou ralentis par des causes qui ne produisent aucun effet sur cet organe.

Ce système capillaire est le siége des exhala-
tions et des sécrétions, c'est en lui que se passent
les phénomènes de la calorification et de la nutrition.

Sympathies du cœur.

Du pouls.

On donne le nom de pouls au battement des
artères, produit par leur dilatation et leur contraction.

Avant de parler des différentes lésions du
pouls, il faut indiquer ses caractères dans l'état
de santé.

Le pouls naturel est égal, souple, point fréquent, point lent, d'une force médiocre. Chez
les enfants, il bat à peu près cent fois par minute;
à l'époque de la puberté on compte quatre-vingts
pulsations; soixante-dix chez les adultes: le pouls
des vieillards est moins fréquent et moins fort
que celui des adultes, et bat cinquante à soixante
fois par minute.

Considérant le pouls sous le rapport de la
force avec laquelle il frappe le doigt, de la résis-

tance qu'il lui oppose, ou de sa facilité à se laisser déprimer, on dit qu'il est fort, dur, mou, faible, etc.

Sous le rapport du développement des artères, on le désigne sous le nom de pouls large, développé, serré, rétréci, etc. Sous le rapport de la quantité du fluide que l'on y sent, il est appelé vide lorsqu'il disparaît sous le doigt entre les pulsations, et plein dans le cas contraire. Sa fréquence et sa lenteur lui ont fait donner l'épithète de fréquent, de lent, de rare, etc.

D'après la régularité, l'irrégularité et l'intermittence des pulsations, le pouls est régulier, irrégulier, intermittent.

En général, la plénitude, la largeur et la force du pouls annoncent une grande quantité de fibrine dans le canal artériel : le pouls mollasse annonce un état contraire.

Le pouls très petit et concentré indique que les forces manquent au cœur, ou bien que la douleur empêche l'exercice de ses fonctions.

Dans la fièvre il est accéléré, plus ou moins vif, plus ou moins dur et large.

Plus sa fréquence est grande, plus l'inflammation est violente; moins il est dur et accéléré, moins l'inflammation est intense, et par conséquent moins il y a de danger.

L'irrégularité du pouls caractérise généralement les affections du cerveau, du cœur, du poumon.

Dans les inflammations de la peau, le pouls
est accéléré, large et plein.

Dans les inflammations de la tête, il est plein,
mais moins accéléré, à moins qu'elles ne soient
compliquées d'une autre phlegmasie.

Dans celles de la gorge, du parenchyme du
poumon, du tissu cellulaire, le pouls est plus ou
moins accéléré et développé, en raison du degré
de l'inflammation ; mais il est toujours large et
plein comme dans les phlegmasies cutanées.

Il en est de même toutes les fois qu'un parenchyme est lésé ; c'est le résultat d'un grand obstacle à la circulation.

Quant aux membranes, l'intensité de leur inflammation est reconnue à la vivacité, à la fréquence plus ou moins grande du pouls, qui, dans
ces phlegmasies, est toujours moins large que
dans celles des parenchymes.

Dans l'affection inflammatoire de la membrane
muqueuse du poumon, le pouls est mou et plus
ou moins fréquent selon le degré de l'irritation.

Dans la phlegmasie séreuse, il est vif et inégal.

Vif et irrégulier dans l'inflammation du péri-
carde, il est grand dans celle du médiastin.

Dans l'inflammation du péritoine, il est petit, serré, fréquent.

L'état du pouls, dans l'inflammation de la muqueuse des voies digestives, varie beaucoup selon la sensibilité du sujet et d'autres circonstances. Nous montrerons tout cela lorsque nous traiterons des phlegmasies de ces parties, et nous nous appesantirons d'autant plus sur ce sujet qu'il est le plus important à faire connaître : toutes les autres affections s'y rallient.

L'inflammation de l'utérus offre un pouls grand et large. Point de particularité notable pour celui que présente la vessie ; il est large et plein dans l'hépatite et la néphrite.

L'inflammation encéphalique est caractérisée par un pouls grand, roide, plutôt lent que fréquent ; d'ailleurs rien de positif sur sa régularité ; il est lent surtout lorsqu'à la phlegmasie se joint la compression.

S'il y a disposition aux hémorragies, le pouls est large, sans roideur, et souvent redoublé.

En général, dans le commencement des phlegmasies, le pouls est large, et se rétrécit à mesure qu'elles font des progrès. Si le traitement soulage, le pouls s'élargit de nouveau en s'assouplissant, tandis qu'il continue à s'affaiblir si le traitement favorise la maladie.

Ainsi l'on a pour caractère de la grande intensité d'une inflammation un pouls petit, fréquent et serré. Si en même temps que le pouls se ralentit les autres symptômes diminuent d'intensité, on peut concevoir un heureux présage.

Généralement, toutes les fois qu'une grande anxiété accompagne une inflammation, de quelque tissu que ce soit, le pouls est serré, et il devient souple à mesure que celle-ci diminue.

Si le cœur a des rapports sympathiques avec tous les tissus, les autres organes en ont aussi entre eux dans le cas d'inflammation.

Sympathies des autres organes entre eux.

Tous les organes sympathisent entre eux.

La sympathie la plus générale et la plus directe est celle du cœur. Vient ensuite celle de l'estomac, qui est, pour ainsi dire, aussitôt influencé que celui-ci.

En effet, lorsqu'un organe est irrité suffisamment pour réagir, on voit bientôt l'état du système gastrique se modifier en même temps que celui du cœur. C'est donc à tort que l'on a défini la fièvre uniquement l'augmentation d'action du cœur et de la chaleur générale.

Ainsi, il y a d'abord accélération du pouls;

la chaleur est plus forte ; l'irritation gastrique se manifeste par une douleur et de la chaleur à l'épigastre, la perte de l'appétit, l'altération du mucus lingual, et le désir des boissons froides. L'estomac, ainsi stimulé, réagit sur toute l'économie et produit un sentiment de fatigue dans les membres ; il y a de la tendance au repos ; tous les muscles sont changés dans leur manière d'être, ceux de la face principalement; de là l'altération des traits. La peau éprouve un changement dans sa couleur ; elle perd sa fraîcheur ; les sécrétions sont plus ou moins altérées ; les fonctions intellectuelles sont troublées ; l'inquiétude survient ; un sentiment douloureux et général fatigue le malade.

Tous ces phénomènes s'expliquent parfaitement par les lois physiologiques qui enchaînent l'estomac à tous les autres organes. Donc la fièvre n'est autre chose que la coïncidence de l'excitation du cœur avec l'irritation gastrique. Quelquefois cependant les symptômes de cette dernière se dissipent, et l'affection du cœur continue. La fièvre hectique des phthisiques nous en offre de fréquents exemples.

Pour mettre plus d'ordre dans l'exposition des sympathies, procédons de l'extérieur à l'intérieur.

Sympathies de la peau et du tissu cellulaire.

La peau est la première partie qui se présente à notre examen. Est-elle enflammée dans une étendue assez considérable , comme dans la variole , la rougeole, la scarlatine, l'érysipèle, etc.; elle influence particulièrement la membrane muqueuse des voies gastriques : aussi voit-on l'appétit disparaître aussitôt que la fréquence des pulsations augmente. L'on remarque les mêmes phénomènes dans l'inflammation primitive des voies gastriques. En outre , chacune des quatre maladies que nous venons de citer agit sur un point du corps plus spécialement que sur tout autre. La rougeole produit ses effets sur les yeux et les fosses nasales; la scarlatine sur la gorge; l'érysipèle, sur la sécrétion de la bile; la variole, sur les glandes salivaires et sur les nerfs, source de la salivation et des convulsions.

L'inflammation phlegmoneuse, ou du tissu cellulaire , donne du développement et de la dureté au pouls , rend la peau halitueuse, d'un rouge clair brillant; la chaleur est douce au toucher; il y a disposition à la sueur; toutes les autres sécrétions sont diminuées, celle de l'urine principalement.

Sympathies des ligaments et des capsules articulaires.

L'inflammation de ces parties influence l'estomac d'une manière marquée ; la langue est blanche à son centre (modification particulière à ce cas), la peau moite et comme recouverte d'un enduit gras, huileux, conséquence de la sécrétion augmentée des follicules sébacées.

Sympathies du cerveau.

Cet organe enflammé produit nécessairement l'irritation gastrique qui donne lieu à des nausées et à des vomissements bilieux. L'hépatite peut en résulter. Les nerfs qui se distribuent aux viscères et aux autres parties sont directement influencés ; de là cet ensemble de phénomènes nerveux qui ont porté les auteurs à créer des êtres ataxiques, parce qu'ils ne connaissaient point ces sympathies.

Sympathies pulmonaires.

Le poumon a des sympathies différentes selon le tissu de cet organe qui est affecté, et selon l'intensité de l'inflammation.

Outre l'irritation de la membrane muqueuse gastrique, on remarque que dans la pleurésie la peau est sèche ; qu'elle est chaude et moite dans le catarrhe pulmonaire ; que dans la pneumonie elle est humide, souple comme dans le phlegmon, et que les pommettes sont rouges. Il n'est pas rare d'observer l'orgasme vénérien. Dans l'une ou l'autre de ces trois affections de l'organe de la respiration, il existe de la toux qui n'est qu'une sympathie directe. provoquant à son tour le vomissement.

Sympathies du cœur et du péricarde.

Dans l'état inflammatoire de ces organes, les artères sont nécessairement influencées; le pouls devient petit et irrégulier; la difficulté de la circulation cause une anxiété extrême. Les sympathies les plus remarquables s'opèrent vers l'encéphale, d'où proviennent une grande tristesse, la crainte de la mort, des rêves sinistres, des lipothymies; le teint est terne et crasseux; le reste de la peau présente aussi le même aspect. La toux, la dyspnée, décèlent la sympathie exercée sur le poumon.

Sympathies du médiastin.

Ces sympathies sont les mêmes que celles du tissu cellulaire. La compression du poumon est le seul phénomène particulier à l'affection de cette partie.

Sympathies du diaphragme.

Le diaphragme enflammé influence d'abord la plèvre et le péritoine, membranes séreuses qui le tapissent, ou plutôt il reçoit d'elles l'inflammation. La difficulté de respirer et l'anxiété sont extrêmes par le défaut de dilatation de la poitrine, de là la stase du sang et la gêne des mouvements du cœur. Le découragement, la crainte de la mort, la toux, la chaleur âcre et sèche de la peau, le hoquet, les nausées, les vomissements, le rire sardonique (il n'est pas constant), la suspension de l'urine, annoncent la sympathie exercée sur le cerveau, le poumon, l'estomac, les reins et les muscles.

Sympathies du foie.

Dans l'hépatite le mucus de la langue est verdâtre et tire sur le noir; les matières rendues par les selles sont décolorées, cela tient au défaut de la partie colorante de la bile qui est absorbée et produit l'ictère. Les urines sont d'un rouge tirant aussi sur le noir plus ou moins foncé. Ce dernier phénomène résulte d'une influence nerveuse particulière, exercée sur les reins. Il en est de même de la douleur ressentie à l'épaule droite. Nous attribuons aux mêmes lois les abcès que nous avons rencontrés dans le cerveau, mais que nous n'assurons pas exister constamment.

Les sympathies de la rate et du pancréas sont peu connues.

Sympathies de la gorge.

Cette partie, par son influence sur l'estomac et les poumons, provoque des vomissements et de la toux.

Sympathies de la membrane muqueuse du pharynx.

Ces sympathies s'exercent principalement sur l'appareil digestif.

Sympathies des voies digestives.

Pour les examiner avec exactitude, nous allons considérer séparément l'estomac, l'intestin grêle, et le gros intestin.

Sympathies de l'estomac.

Tout participe à l'inflammation de l'estomac. Cet organe produit d'abord ses effets sur la peau, qu'il rend sèche, rougeâtre et rétractée. La gorge est souvent dans un état d'inflammation. La langue est rouge, contractée; et lorsque l'irritation est portée à un très haut degré, elle est gercée, tremblante, et couverte d'un enduit noirâtre très épais. L'on remarque la rougeur des yeux, du gland chez l'homme et du méat urinaire chez la femme.

L'influence de l'estomac sur le cerveau est marquée par la céphalalgie, la tristesse, le découragement et le délire. Celle qui est exercée sur le poumon se reconnaît par une toux sèche à secousses, qui a reçu le nom de toux gastrique. La partie supérieure du tronc est douloureuse, la voix est altérée, quelquefois même éteinte par l'intensité de la douleur qui semble

paralyser les organes environnants. La sécrétion
du foie est augmentée par l'irritation qui lui est
communiquée par la membrane muqueuse de
son conduit excréteur. Quelquefois cette sécrétion est supprimée ; il y a constipation ; les
urines sont rares et rouges. Des écoulements
âcres et souvent la leucorrhée se déclarent
chez les femmes. La torpeur et la prostration
sont deux phénomènes sympathiques qui, con-
sidérés essentiellement par des auteurs , ont fait
inventer la fièvre adynamique. Les tissus blancs
synoviaux sont modifiés , mais moins que dans
l'inflammation des intestins.

Sympathies de l'intestin grêle.

Lorsque la phlegmasie occupe l'intestin grêle
jusqu'à la valvule iléo-cécale , les mêmes phénomènes sympathiques que ceux de l'estomac ont
lieu : ils sont bien moins intenses lorsque cet
organe est seul enflammé.

Dans ce cas , les muscles du tronc et des extrémités supérieures sont spécialement affectés.
Il faut y joindre la chaleur âcre de la peau , le
météorisme et la prostration. Ces phénomènes
sont bien plus intenses quand cette phlegmasie
se réunit à la gastrite , ce qui arrive le plus ordi-

nairement. Ils offrent encore beaucoup plus de violence lorsque le colon est en même temps enflammé.

Sympathies du gros intestin.

Lorsque le gros intestin est seul enflammé, les douleurs des muscles des lombes, du bassin, des cuisses et des genoux en sont les principaux indices. Cet organe n'a point d'influence extraordinaire sur le cerveau et la peau.

Les vomissements n'ont lieu qu'autant que l'estomac est affecté. Mais l'arc du colon exerce sur lui beaucoup d'action, comme le prouve le mauvais effet des lavements irritants dans la gastrite.

Sympathies de la vessie.

La vessie enflammée trouble les fonctions du colon et du rectum. Son influence sur ces intestins cause le météorisme et un dégagement considérable de gaz stercoraux. En agissant sur le cerveau, elle produit le délire et quelquefois des convulsions.

Sympathies des reins.

Les reins enflammés influent sur l'estomac :
de là quelquefois des nausées, des vomissements,
qui, très réitérés, peuvent occasioner la gastrite.
Sur les testicules, ils produisent leur rétraction,
résultat de l'irritation qui se propage le long du
cordon. Le dos, les lombes et les cuisses sont
douloureux.

Sympathies des testicules.

Ces organes enflammés influencent les glandes
salivaires et les muscles : dans le premier cas on
voit quelquefois des phlegmasies glandulaires du
cou ; dans le second il y a prostration et douleur
qui accompagnent l'inflammation des testicules.
La verge, l'épididyme, les vésicules séminales et
l'intérieur de la vessie participent à leur état.

Sympathies de l'utérus.

Ce viscère enflammé produit des nausées, des
vomissements, de la céphalalgie, la tension, la
douleur des mamelles, qu'il dessèche et flétrit
ensuite. Il peut présenter tous les symptômes du

phlegmon, chaleur halitueuse de la peau, la plénitude et largeur du pouls, etc. ; la pesanteur dans les lombes, les appétits dépravés, l'état vaporeux, le globe hystérique, la constriction du pharynx, l'augmentation du volume du rein du côté affecté ; le rectum n'est pas même exempt de ses influences.

Sympathies du péritoine.

Ces sympathies se font principalement sentir sur l'organe que recouvre la portion de péritoine affectée, et sur les muscles abdominaux, dont la contraction est très douloureuse. Le mouvement péristaltique de la membrane musculaire intestinale est suspendu ou même interverti. Les ingesta sont repoussés. La membrane muqueuse devient inactive ; les membres pelviens sont fléchis ; la peau est sèche ; le délire, le tremblement des muscles, se remarquent souvent. Les traits sont froncés et peignent la douleur dans la péritonite aiguë. La peau est pâle, et il y a disposition à l'hydropisie dans l'affection chronique.

Le tissu sous-péritonéal peut participer à l'inflammation. Alors on voit les mêmes sympathies que dans l'inflammation du tissu cellulaire.

La peau, qui était sèche, devient halitueuse ; la chaleur est plus douce ; la langue ressemble à un morceau de chair trempé dans le sang, ce qui s'observe aussi dans la gastro-entérite.

Telles sont les principales sympathies que l'on peut remarquer dans les inflammations. Ce sont tous leurs phénomènes combinés deux à deux, trois à trois, etc., qui indiquent la complication des phlegmasies les unes avec les autres, et servent à les distinguer.

On doit faire une attention particulière aux propositions suivantes :

Quand l'irritation devient douleur, les sympathies s'exercent avec plus d'activité, car l'inflammation peut avoir lieu sans douleur.

Plus les organes sont nerveux, plus leur inflammation est douloureuse et plus leurs fonctions sont altérées. C'est pour cela que les personnes qui jouissent d'une grande sensibilité sont les plus disposées à l'hypochondrie.

En général, les sympathies s'exercent avec plus de force et de promptitude chez les individus sensibles que chez ceux qui sont apathiques.

Il y a deux sortes de sympathies.

Les sympathies organiques et celles de perception.

Les premières sont très prononcées chez les

enfants; les secondes le sont beaucoup moins.

Chez l'adulte, les sympathies de perception et les sympathies organiques sont marquées au plus haut degré.

Celles de perception ont quelquefois de la force chez le vieillard, mais chez lui les sympathies organiques sont très diminuées.

Plus les douleurs sont perçues fortement, plus il y a de trouble dans les fonctions. Souvent on voit, chez des personnes sensibles, la douleur seule causer la mort. Chez elles le délire et les autres phénomènes nerveux sont faciles (c'est la fièvre maligne des auteurs).

Toute irritation développée sympathiquement dans un autre organe peut s'y établir à un aussi haut degré que dans celui qui a souffert le premier. Il n'est pas rare de voir des érysipèles occasioner des gastrites, qui peuvent devenir bien plus fâcheuses que l'affection qui les a produites; et souvent les gastrites dégénèrent en rhumatisme articulaire, en goutte, etc. Ainsi l'irritation sympathique peut devenir prédominante. Elle peut même quelquefois faire disparaître entièrement celle qui l'a produite.

Un vomitif donné intempestivement, dans le cas de maladie d'articulations par exemple, peut occasioner une gastro-entérite, etc., et l'affection première peut disparaître par une véritable métastase. On ne doit pas alors être surpris de voir le nouveau point enflammé exercer ses sympathies particulières, et la maladie changer de forme.

Tel est le tableau général des phénomènes des phlegmasies.

Examinons maintenant les changements qui surviennent dans les parties enflammées.

Altérations organiques des inflammations aiguës.

Lorsqu'une partie du corps est enflammée, il s'y opère des changements toujours relatifs à l'intensité, à la durée de l'inflammation et à la nature du lieu malade.

Une phlegmasie peut se terminer d'une manière prompte ou lente, selon que l'irritation locale dure plus ou moins long-temps.

La terminaison est prompte quand elle ne se prolonge pas au delà de quarante jours : dans ce cas, on la désigne sous le nom d'aiguë.

Quand elle dépasse ce terme, elle prend le nom de chronique. Nous reviendrons sur cette division.

Nous allons d'abord nous occuper des irritations dites aiguës.

L'irritation locale peut disparaître , peu de temps après son début , pour se transporter sur un autre organe que celui qu'elle occupait. C'est la *métastase*, qui le plus souvent a lieu dans les organes les plus influencés par celui qui était le siége de l'inflammation primitive.

Elle peut , sans reparaître dans un autre lieu, cesser après un très court espace de temps, deux ou trois jours , par exemple. Dans ce cas il n'y a que peu ou point d'altération des solides et des liquides. On dit que l'inflammation s'est terminée par *délitescence* ou *avortement;* alors on observe une évacuation quelconque appelée critique.

Tantôt ce sont des sueurs abondantes , les exhalants cutanés prenant plus d'activité. Tantôt il y a des évacuations d'urine copieuses. Celle-ci dépose promptement un sédiment muqueux qui forme un nuage au milieu du liquide. Ce dernier phénomène s'observe dans les inflammations phlegmoneuses et parenchymateuses fort étendues.

Cette terminaison est la plus avantageuse : le médecin doit toujours s'appliquer à l'obtenir , parce qu'elle est sans danger.

Lorsque l'irritation locale tarde plus longtemps à se terminer que sept , dix , quatorze jours après son début, les parties affectées subissent des changements différents, selon leur nature et le degré de l'irritation.

La terminaison la plus désirable après la délitescence, c'est la *résolution*. Elle se caractérise par la détumescence et le ramollissement de la partie enflammée, et est accompagnée de la résorption et de l'évacuation des fluides lymphatiques altérés par l'inflammation. On n'en observe souvent aucune trace sensible dans le tissu cellulaire. Il est pourtant probable qu'en même temps que les fluides extravasés sont résorbés, il se fait quelques adhérences des cellules les unes aux autres, comme cela se remarque après cette terminaison dans les membranes séreuses. qui ont beaucoup d'analogie avec le tissu aréolaire. Les recherches de Bichat le prouvent.

Ces adhérences ne sont pas, dans le plus grand nombre des cas, assez considérables pour empêcher le rétablissement des mouvements. Leur formation a lieu de la manière suivante :

Il s'exhale d'abord un fluide albumineux, ténu, qui s'épaissit de plus en plus, et acquiert la consistance nécessaire pour amener l'union des surfaces enflammées. Par la suite il s'organise un véritable tissu cellulaire, lequel s'alonge.

et forme des brides élastiques qui se prêtent aux mouvements.

La résolution de l'inflammation des membranes muqueuses s'explique ainsi qu'il suit :

L'exsudation, d'abord nulle, est bientôt séreuse et abondante, puis épaisse, muqueuse ; elle se rapproche de la nature du pus. La membrane n'éprouve aucune altération dans sa texture.

Dans les parenchymes, le produit de l'irritation est crémeux. La résolution a lieu comme dans les membranes muqueuses pour ceux qui communiquent à l'extérieur. Nous ne savons pas comment elle s'opère dans ceux qui n'ont point d'issue.

Dans le tissu cutané la résolution a lieu par desquamation, c'est-à-dire que l'épiderme tombe par écailles.

Pour les articulations, lorsque la résolution s'opère, elle laisse dans le tissu environnant un empâtement qui se dissipe peu à peu. On ne sait pas comment elle a lieu dans les membranes synoviales.

En général, on voit que dans la résolution le produit de l'inflammation est altéré. L'altération est due elle-même à un changement dans l'action des vaisseaux exhalants. Ce produit est résorbé ou rejeté à l'extérieur.

La suppuration nous offre une diminution graduelle de l'irritation, qui s'est élevée à un très haut degré, pour descendre ensuite progressivement. Elle diffère de la résolution en ce que les fluides sont rassemblés dans un foyer, au lieu d'être résorbés ou éliminés par les exhalants.

La formation du foyer nécessite l'écartement et la rupture de quelques cellules du lieu où il peut se développer. Pour cette raison, il présente des différences selon la nature de la partie qu'il occupe.

Dans le tissu cellulaire l'accumulation se fait au centre du foyer. Les parties voisines sont infiltrées, et remplies d'une sérosité purulente ; à cet endroit, la peau se trouve comme usée, le point le moins résistant se déchire, le pus sort.

Le foyer est-il ouvert avant sa parfaite maturité, le pus est liquide, mêlé de sang ; il devient ensuite opaque et comme gélatineux, et présente l'aspect du pus louable.

Se forme-t-il des foyers purulents dans tous les tissus, on y observe des différences dont il faut offrir le tableau.

Le produit de l'irritation des membranes séreuses occupe toute l'étendue de la surface ; il se forme une pluie purulente qui brise le tissu

cellulaire de nouvelle formation, qui allait or-
ganiser une adhérence salutaire, et ce tissu se
transforme en fausse membrane qui adhère sur
la membrane, pendant que le sérum reste lim-
pide ; ou bien la fausse membrane, délayée et
dissoute par la sérosité , lui donne l'aspect du
pus du phlegmon ou du petit lait trouble. Quelquefois la surface des membranes séreuses présente des granulations semblables à celles que
l'on remarque sur la plaie d'un vésicatoire. D'autres fois le tissu séreux désorganisé tombe en dissolution gangréneuse, il se gonfle, et adhère,
dans certains cas, sans épanchement.

Lorsque le tissu cellulaire sous-jacent a par-
tagé l'état inflammatoire, il est infiltré d'un liquide purulent. La péritonite nous en offre souvent des exemples.

L'accumulation du pus est difficile sur les
membranes muqueuses, parce qu'elles communiquent à l'extérieur ; cependant elle n'est pas
sans exemple. On a trouvé une bronche considérablement distendue par ce liquide. Quelle en
est la cause? c'est que la formation du pus a été
plus rapide que son expulsion.

Le pus peut s'accumuler dans la vessie à cause
de la résistance de son col.

Le pus qui se forme dans le canal intestinal est

évacué en même temps que les matières fécales.

Lorsque les membranes muqueuses suppurent long-temps , il se fait dans leurs follicules de petits ulcères qui désorganisent ces membranes. Ces ulcérations se remarquent particulièrement dans la gastro-entérite. Tantôt elles s'associent à une vive rougeur de la membrane muqueuse , tantôt cette rougeur n'existe pas. La vessie et le vagin peuvent éprouver de pareils désordres.

Les parenchymes présentent des différences dans la formation des collections purulentes , selon leur texture et la rapidité de la marche de la maladie.

Dans le poumon elles sont rares ; le plus ordinairement elles se forment avec lenteur et sont enkystées : c'est ce qui constitue les vomiques. Le kyste vient-il à se rompre , ou le pus sort par les bronches , ou il s'épanche dans la cavité de la poitrine et forme l'empième. Quelquefois la rapidité de la suppuration empêchant la formation d'un kyste , l'engouement amène promptement la mort.

Dans le cerveau et dans le foie , une inflammation très intense détermine-t-elle la prompte formation d'une collection purulente, point de kyste. La collection se fait-elle lentement, un kyste peut se former.

3.

Les accumulations du pus sont rares dans la rate ; leur lenteur fait qu'elles sont toujours enkystées.

Reins. L'inflammation de leur bassinet donne un pus qui est entraîné par les urines ; mais le parenchyme, attaqué d'un état phlegmoneux, peut offrir des dépôts plus ou moins enkistés, plus ou moins multipliés, et dont l'évacuation est impossible.

Dans la peau, les collections présentent des différences selon le point enflammé. Sa superficie est-elle seule affectée, comme dans l'érysipèle simple, on voit seulement des vésicules formées par l'épiderme qu'un liquide séreux ou purulent a soulevé. La variole présente le même phénomène, et souvent le tissu de la peau est profondément altéré.

La peau est-elle enflammée dans son épaisseur, comme on le voit dans le furoncle, il se forme un dépôt purulent circonscrit.

Les articulations nous offrent le pus infiltré dans le tissu cellulaire, fusant le long des tendons, entre les aponévroses et les muscles environnants.

Nous avons vu par les membranes séreuses ce qui se passe dans les membranes synoviales.

L'on ne trouve que de très petites collections purulentes dans les membranes fibreuses.

Dans la méningine, le tissu cellulaire y étant en très petite quantité, le vrai pus est très rare. Le liquide sécrété est plutôt transparent et gélatineux ; on y trouve pourtant des collections de vrai pus.

Le produit de l'irritation de la méningette ressemble à celui de la plèvre et du péritoine ; il est lactiforme.

Dans les muscles, on trouve des petites collections de pus plus ou moins étendues, formées dans le tissu cellulaire placé entre leurs faisceaux. Quelquefois aussi la fibrine est fondue dans ces dépôts. La collection alors ressemble à celles qui suivent ordinairement la dissolution du foie.

L'inflammation des os produit quelquefois des collections situées entre leur corps et leurs épiphyses.

Dans les os spongieux, la collection s'accumule dans leurs cellules ; elle fuse bientôt dans le tissu cellulaire voisin, et va former les dépôts par congestion.

Évacuation du pus.

L'évacuation a lieu de plusieurs manières.

Lorsque le foyer purulent communique à l'extérieur, le pus peut se faire jour spontanément. L'endroit le plus déclive est toujours celui où la peau se désorganise; le pus sort par cette ouverture.

D'autres fois l'art prévient cette issue, en déterminant la sortie de ce liquide.

Dans ce cas la maladie est du ressort de la chirurgie.

Le pus ne peut point toujours sortir au dehors; il peut être résorbé complétement ou incomplétement. Le tissu peut se rétablir sans désorgauisation ou avec désorganisation.

La résorption est-elle complète, la partie se guérit sans délai. Les sueurs, les urines, les selles, sont les voies par lesquelles cette matière est portée hors de l'économie.

N'est-elle qu'incomplète, une partie du pus fuse dans les tissus voisins et forme quelquefois des dépôts secondaires. L'autre partie restant toujours dans le siége de l'inflammation primitive, y devient un corps étranger qui entretient une irritation locale plus ou moins grande, laquelle, réunie à celle qui est occasionée par le pus résorbé, détermine la fièvre hectique.

Tels sont les caractères des suppurations phlegmoneuses, dont les effets varient suivant les divers tissus dans lesquels on les observe.

Dans le poumon, il reste toujours, après la résorption du pus, une cavité qui permet à une nouvelle matière purulente de s'y accumuler. C'est pour cette raison, et par l'altération des parois du foyer, que les suppurations de cet organe sont presque constamment accompagnées de la fièvre hectique.

La suppuration a-t-elle lieu dans un viscère dense, épais, comme le foie ; le pus n'est point résorbé, parce qu'il se trouve contenu dans un kyste ou une poche membraneuse. L'économie en est peu dérangée. Le poids seul est gênant.

Le cerveau peut conserver long-temps des collections purulentes, également enkystées, sans dérangement notable dans ses fonctions, non plus que dans celles des autres organes, et la fièvre hectique peut ne pas exister. Le plus souvent la lésion des fonctions sensitives et motrices en est l'effet.

La résorption du pus des membranes séreuses est presque toujours incomplète. On a pourtant quelques exemples que ce liquide a été porté à l'extérieur après sa résorption, ou qu'il s'est fait jour par un abcès.

Il arrive presque toujours que la partie la plus séreuse est résorbée, tandis que la plus épaisse se coagule et adhère à la membrane. Dans ce cas, la pâleur et la maigreur de l'individu sont les seuls changements que l'on remarque.

La partie résorbée n'a aucune propriété stimulante ; mais souvent il arrive que celle qui est restée gêne, par la compression, les mouvements des organes soumis à son impression. C'est ainsi qu'il faut expliquer la difficulté de respirer qui accompagne les collections purulentes situées quelquefois entre les plèvres.

Le pus qui se forme sur la surface des membranes muqueuses est le plus ordinairement évacué par la toux, les selles, les urines, selon que celles du thorax ou de l'abdomen sont affectées.

Terminaison par gangrène.

La gangrène peut avoir lieu de deux manières : 1° par excès d'inflammation; 2° par faiblesse de l'individu.

Gangrène par excès d'inflammation.

Elle ne peut avoir lieu que lorsque les inflammations sont fort intenses dans les parties très riches à la fois en vaisseaux capillaires sanguins et en tissu cellulaire. Ses phénomènes observés à l'extérieur sont différents de ceux que l'on remarque à l'intérieur.

Dans les organes extérieurs elle s'annonce par la coloration de la peau en un rouge vif, qui devient foncé, puis noir. L'odeur qu'exhale la partie qui en est le siége est des plus fétides. Est-elle sur le point de s'arrêter, il paraît un cercle rougeâtre entre les parties mortes et les parties saines. Ce cercle est la ligne de démarcation. Il s'établit une suppuration louable au moyen de laquelle la partie inorganique est séparée de la partie vivante.

A l'intérieur, dans le poumon par exemple, la mort locale se manifeste par une véritable apoplexie, qui frappe l'organe de manière que ses fonctions sont tout à coup suspendues par l'afflux du sang et la compression des vésicules bronchiques que produit ce liquide. Dans ce cas, la mort générale a lieu plutôt que la gangrène, vu l'importance de cet organe. Ce phénomène empêche de trouver à l'ouverture du cadavre aucune trace de putréfaction. La gangrène du poumon est excessivement rare ; elle a quelquefois lieu, surtout à la suite des causes délétères, encore faut-il qu'un seul poumon soit affecté, parce qu'alors celui qui reste intact supplée à l'autre dans ses fonctions, et prolonge assez la vie pour lui permettre de se putréfier. Nous avons observé peu de cas de cette espèce.

Par les mêmes raisons elle est extrêmement rare dans le cerveau. Dans les viscères de l'abdomen, elle n'arrive pas si souvent que les praticiens le pensent, quoique ces viscères soient en contact immédiat avec des matières en putréfaction, et qu'ils semblent par là plus exposés à se dissoudre.

Dans les membranes muqueuses cette terminaison arrive quelquefois. On remarque alors de larges ulcérations déterminées par un surcroît d'irritation plutôt dans un lieu que dans un autre.

Gangrène par faiblesse.

Les individus faibles sont les plus sujets à cette gangrène. Chez eux l'on remarque fréquemment des escarres au sacrum dans les affections abdominales, lorsqu'ils n'ont pas été ménagés ou soustraits aux agents irritants ; escarres dont la cause la plus ordinaire est le poids du corps du malade.

Les vieillards sont sujets à une espèce de gangrène appelée sénile; elle affecte principalement les extrémités. On l'attribue à l'ossification des vaisseaux. Cette opinion n'est pas bien fondée, puisqu'on en a remarqué chez des individus qui n'avaient pas d'artères ossifiées, *et vice versâ.*

On ne connaît pas davantage le mécanisme des gangrènes qui arrivent après l'usage du seigle ergoté.

Les gangrènes par l'impression d'une cause délétère, pustules malignes, charbons, doivent rentrer dans celles qui dépendent de la faiblesse, parce que le venin éteint les forces au milieu de l'inflammation.

Le mouvement fébrile qui accompagne les inflammations doit nous occuper maintenant.

De la fièvre considérée dans ses rapports avec les altérations locales.

Si l'irritation locale avorte ou se termine par délitescence, le retour à la santé, lorsque le malade n'a pas été affaibli par le traitement, s'annonce par un pouls large, la souplesse et l'humidité de la peau, la sueur, les urines sédimenteuses, etc.

La résolution peut arriver à la suite d'un vomitif, d'un purgatif. Voici ce qui a lieu :

Quand on a administré un émétique, l'irritation sympathique qu'il détermine dans les organes sains, se balance avec celle qui existe déjà dans les voies gastriques : par exemple est-elle assez forte pour déplacer celle-ci, l'avortement a lieu ; est-elle plus faible, loin de déterminer la résolution, elle aggrave la maladie.

D'après ces incontestables vérités, il est facile de se convaincre qu'en employant ces violents perturbateurs, on s'expose à produire des accidents très graves, souvent même plus graves que l'affection que l'on combat.

Lorsqu'une inflammation, au lieu de se terminer par délitescence, a duré plus long-temps, et qu'elle est sur le point de finir par résolution, les douleurs des principaux organes diminuent progressivement, la rougeur pâlit, les sympathies s'affaiblissent, et la fièvre se ralentit.

La suppuration doit-elle arriver, la fièvre persiste, le pouls devient de plus en plus vif. Le pus est-il formé, le pouls s'élargit, s'assouplit, les sympathies exercées entre les organes diminuent ; la peau se couvre d'une sueur abondante, le malade éprouve un bien-être. Si l'on n'évacue pas ce liquide, ou s'il ne se fait pas jour spontanément, ce sentiment de bien-être que ressentait le malade disparaît. Alors la fièvre revient avec de petites exacerbations le matin, de plus fortes le soir, avec des frissons irréguliers entremêlés de chaleur ; l'appétit se déprave de nouveau, le marasme naît de la résorption du pus et de la persistance des sympathies morbides.

Ces phénomènes ont lieu seulement dans les phlegmasies susceptibles d'entraîner avec elles des collections purulentes considérables.

Dans les collections des plèvres, la fièvre hectique s'établit dès que la maladie devient chronique; mais quelquefois elle manque, et la dyspnée reste le phénomène principal.

Le pus accumulé dans le cerveau ne cause pas toujours une mort prompte; la paralysie, sans fièvre hectique, en est souvent le résultat.

Lorsque les phlegmasies des membranes muqueuses se prolongent au delà du terme de la résolution, la fièvre persiste. Ces membranes ne suppurent pas toujours, mais elles se dessèchent; quelquefois même il se forme des adhérences, et fréquemment des ulcérations et des épaississements.

Il en est de même des articulations dans lesquelles on observe cet empâtement chronique sans collection de pus : la fièvre n'a pas lieu.

Quand les collections purulentes persistent dans l'intérieur du foie, où elles sont toujours enkystées, le plus ordinairement il n'y a point de fièvre, et elles ne gênent que par leur poids, comme nous l'avons déjà dit : quelquefois on observe une fièvre rémittente.

Après avoir exposé les sympathies, les phénomènes, les résultats des phlegmasies, et avoir fait connaître le plus grand nombre des différences que ceux-ci présentent dans les diverses parties du corps, il n'est pas difficile de convaincre que l'on a eu tort de regarder jusqu'à ce jour le phlegmon comme le prototype de toutes les inflammations.

Nous allons maintenant parler des causes qui prolongent les inflammations et les rendent chroniques.

Des phlegmasies chroniques.

Lorsqu'un phlegmon sous-cutané a donné lieu à une collection purulente, le produit de l'irritation se fait jour au dehors à travers la peau amincie. Nul obstacle ensuite pour la guérison de la partie malade.

Mais il n'en est pas de même lorsque le phlegmon est profondément situé.

Est-il dans l'intérieur des muscles de la cuisse, dans le médiastin, dans le tissu cellulaire sous-péritonéal, etc. ; le pus qui se forme ne pouvant trouver d'issue, s'accumule dans un foyer, s y déprave, devient un corps étranger qui irrite sans cesse la partie avec laquelle il est toujours en contact, et entretient l'inflammation qui passe à l'état chronique. Les collections purulentes qui ne peuvent être évacuées, sont donc bien reconnues par nous comme une puissante cause des inflammations chroniques. Qu'arrive-t-il alors? la partie malade, loin de se cicatriser, se putréfic au milieu des parties saines, les lois de la chimie vivante et celles de la chimie brute agissent en sens inverse les unes des autres. Une partie du pus et du détritus est résorbée : elle irrite les principaux organes de l'économie et allume la fièvre de consomption.

Les suppurations du tissu cellulaire peuvent être produites d'une manière calme, c'est-à-dire sans dérangement des voies gastriques, sans chaleur, et sans accélération du pouls. Nous le voyons par la formation des abcès froids ; les vésicatoires et les cautères nous le montrent aussi, et le pus qu'ils fournissent a absolument les mêmes caractères que celui qui provient d'une inflammation accompagnée des symptômes les plus violents.

Nous avons vu plus de quarante petits foyers purulents développés en différents endroits du tissu cellulaire, sans qu'il existât un seul symp-

tôme évident d'irritation fébrile. Ce phénomène
était dû à une diathèse inflammatoire chronique.

Il résulte de ces faits que nous devons admettre que le tissu cellulaire peut être le siége
d'une irritation particulière.

Cette espèce d'irritation ne peut être conçue
que comme un vice du tissu organique des vaisseaux capillaires exhalants, qui, sans le moindre mouvement fébrile, élaborent et déposent
dans les aréoles du tissu cellulaire le pus dont
ils puisent les matériaux dans le sang.

On peut donc regarder ces vaisseaux comme
la cause la plus ordinaire de la puification isolée
de toute irritation sanguine locale.

Mais celle-ci peut exister sans la puification.

Dans les sétons, souvent la suppuration se
supprime tout à coup, quoique l'irritation et la
rougeur continuent d'exister. Ce phénomène
peut s'observer dans tous les tissus susceptibles
de s'enflammer.

On peut donc conclure que la suppuration
n'est qu'un incident de l'inflammation. Si l'on
voit des phlegmasies devenir chroniques parce
qu'elles sont entretenues par le pus, il s'en trouve
aussi qui existent long-temps sans cette cause.

Il est des exemples d'individus qui, pendant
plusieurs années, ont présenté tous les symp-

tômes de l'inflammation des viscères, lesquels,
à l'examen du cadavre, n'ont pas offert la plus
légère trace de pus, ni même la moindre apparence de suppuration. Quelles sont donc les
causes qui entretiennent et font passer à l'état
chronique les phlegmasies non entretenues par
le pus?

Ces causes sont le plus souvent les mêmes
que celles qui les ont produites; car toute inflammation, quelle qu'elle soit, tend à se terminer au bout d'un temps plus ou moins long,
si elle n'est entretenue.

Les médicaments intempestifs sont souvent
cause de cette chronicité. Tous les tissus sont
susceptibles de ces irritations chroniques, mais
ce sont particulièrement ceux qui abondent en
capillaires sanguins.

Si les irritations organiques locales peuvent
produire, par l'inflammation des capillaires sanguins, un tissu rouge, ou la suppuration, elles
peuvent aussi, lorsqu'elles sont prolongées, occasioner d'autres altérations en se communi-
quant aux capillaires exhalants, sécréteurs et
absorbants, qui ont une action indépendante
de la circulation dans leur état physiologique,
mais qui est subordonnée à l'influence des divers
agents avec lesquels ils sont en rapport. C'est

4

celle du système nerveux qui agit le plus efficacement sur les vaisseaux sécréteurs et absorbants.

Ces altérations des capillaires exhalants se présentent sous différentes formes.

1° La tuberculeuse. Elle appartient au système absorbant. Les ganglions qui présentent cette altération commencent par acquérir du volume et de la dureté; du rouge ils passent au blanc mat, puis se ramollissent et prennent la consistance et la couleur de la crème. On le voit dans les ganglions des bronches et du mésentère. La même altération s'observe dans les vaisseaux absorbants des tissus cellulaires et séreux.

2° La lardacée. Ce nom lui vient de la ressemblance qu'elle offre avec le lard rance. Son siége est dans le tissu cellulaire qu'elle rend comme infiltré de gélatine. Il est impossible de dire quels sont les vaisseaux qui concourent le plus à sa formation.

3° L'encéphaloïde ou cérébriforme. Cette dégénérescence, qui se remarque dans le tissu cellulaire, est blanche et mollasse. Elle se rapproche beaucoup de la tuberculeuse.

4° La mélanose, appelée ainsi à cause de sa couleur noire , qui est son seul caractère, ne fait point une espèce distincte des précédentes. La couleur noire affecte indifféremment toutes les dégénérescences.

5° La cartilagineuse, l'osseuse, la calcaire. Les deux premières sont quelquefois organisées, et se rencontrent dans l'ossification des artères et du tissu cellulaire. La troisième est inorganique; on la trouve au milieu des dépôts de matières établies dans les divers tissus désorganisés. On l'observe aussi dans des ganglions.

6° La dégénérescence en tissu érectile, par comparaison avec celui des corps caverneux. Elle paraît à la peau dans les *nævi materni*, le fongus hématodes. On n'en connaît pas bien la nature, mais elle paraît appartenir aux capillaires sanguins. On l'a vue sur les différents viscères.

7° La dégénérescence polypeuse, fongueuse. C'est une végétation qui part du tissu cellulaire. Cette nutrition vicieuse se rencontre sans doute avec les autres altérations dont on a parlé. Elle concourt peut-être aux dégénérescences carcinomateuses, cancéreuses, qui forment le plus haut point et comme le terme de toutes les désorganisations.

8° Les dégénérations ou dégénérescences enkystées, et la transformation d'un tissu en un autre, sans parler des ossifications et des cartilages accidentels. C'est ainsi qu'il se forme des kystes revêtus de poils, des espèces de muqueuses accidentelles, et que certains kystes développés autour du sang épanché et des corps étrangers, offrent à leur intérieur une surface lisse, exhalante, analogue à celle des membranes séreuses.

Ces dégénérescences sont produites par l'irritation des vaisseaux blancs (sub-inflammation) précédée ou non de celle des vaisseaux rouges. Car de ce que cette dernière ne précède pas toujours, il ne faut pas en conclure qu'elle n'a jamais lieu.

Comme l'inflammation des vaisseaux rouges produit le plus souvent la suppuration, de même la sub-inflammation des vaisseaux blancs produit ces dégénérescences. Cependant il est d'observation que l'on doit toujours les craindre, lorsque l'inflammation sanguine persiste long-temps ; l'on doit encore les redouter avec d'autant plus de raison, que le sujet sera d'un tempérament lymphatique.

Quelquefois même elles ont lieu dans l'inflammation sanguine, et la suppuration ne se manifeste pas.

Toujours ces dégénérescences sont accompagnées d'une irritation locale , qui souvent n'est pas suffisante pour déterminer l'injection des vaisseaux rouges.

On peut dire que les vaisseaux sanguins et les nerfs y participent toujours, et donnent la première impulsion, le premier coup de fouet, pour ainsi dire, à ces dégénérescences, bien qu'elles ne soient point précédées de l'inflammation des viscères, ni de la fièvre. La vérité de cette assertion est fondée sur plusieurs faits très positifs.

1° Toutes les fois qu'elles sont précédées de l'irritation générale du système sanguin, leurs progrès sont d'autant plus rapides que celle-ci était et est encore plus grande.

2° Lorsqu'elles n'en sont pas précédées, toujours la cause est stimulante, comme le prouve leur étiologie, et l'on peut ralentir ou accélérer leur marche, en calmant ou en rendant plus forte l'action de ces agents stimulants.

3° On les voit toujours se développer dans les tissus les plus vivants de l'économie, dans les âges où ces tissus jouissent de plus d'activité, et jamais dans ceux que la vie abandonne et qui sont frappés d'un état paralytique.

4° Ils suivent les lois des sympathies pour se communiquer d'un organe à un autre.

Ce ne sont donc pas des engorgements passifs

que l'on puisse attribuer à l'accumulation de la lymphe dans les vaisseaux blancs, occasionée par leur faiblesse ou leur relâchement.

Que deviennent les parties affectées d'inflammation chronique et de sub-inflammation? Elles peuvent, après être restées long-temps indolentes, devenir douloureuses, s'échauffer, s'ulcérer, et enfin se désorganiser complétement.

La succession de ces divers changements est d'autant plus rapide que les vaisseaux sanguins sont plus irrités.

La concurrence du système sanguin dans ces irritations se reconnaît aux symptômes propres des phlegmasies, et par l'état sympathique de toute l'économie qui souffre de cette irritation, comme si elle était purement sanguine.

L'état de ces tissus que la mort nous met sous les yeux est une autre preuve de cette concurrence. On les trouve rouges et couverts de sang épanché, tandis que les parties voisines sont blanches.

C'est donc l'inflammation rouge qui se joint à celle des vaisseaux blancs, et qui devient la cause de tous les phénomènes que nous venons d'exposer.

Toutes les dégénérescences lymphatiques ne sont pas susceptibles de cette inflammation sanguine secondaire; et puisqu'elles sont l'effet d'une irritation particulière , il faut nécessairement leur donner un nom particulier qui les fasse distinguer des affections dues à l'irritation sanguine. C'est pourquoi nous les nommons *sub-inflammations*, dénomination qui leur convient d'autant mieux , qu'elles se lient aux irritations sanguines, que l'on appelle *inflammations*. Lorsque toutes deux sont réunies , ce sont des inflammations mixtes.

Ces dégénérescences ont reçu divers noms. Les anciens les désignaient sous celui d'obstructions. Ce nom ne figure plus parmi nous. Ailleurs, elles tenaient à l'épaississement de la lymphe. Brown et ses sectateurs les attribuaient à la faiblesse des vaisseaux blancs. D'autres médecins ont fait intervenir un vice inné , sorte de fatalité qui pèse sur des individus qui doivent être affectés de ces maladies. Dire qu'un tissu se désorganise sous les formes indiquées parce qu'il y a un vice tuberculeux, etc. , c'est dire qu'il se désorganise parce qu'il se désorganise , puisque *vice* est un mot insignifiant, et dont toute la valeur est de cacher ce que l'on ignore. Quel est donc le motif qui lui a fait jouer un si grand rôle? Est-ce parce que la lésion se propage d'un tissu à un autre? Mais nous verrons que le consensus de toutes nos parties est tel que, lorsque l'une d'elles a souffert pendant un certain temps, toutes les autres tendent à s'affecter.

Nous voyons que les médecins les faisaient dépendre de diverses causes. Pourquoi? parce qu'ils ne les avaient pas ralliées avec l'irritation du système sanguin et du système nerveux.

Résumé de la marche et des effets des altérations des tissus non sanguins, ou devenus tels par la prolongation de l'irritation locale.

L'altération des tissus non sanguins résulte de deux espèces d'irritation.

La première se rapproche le plus de l'inflammation phlegmoneuse; elle est entretenue par le pus. Lorsque ce dernier communique à l'extérieur, qu'il n'est pas contenu dans un kyste, et qu'il est résorbé, alors paraissent la fièvre hectique, le marasme et les sueurs nocturnes, etc., provenant de l'irritation sympathique des principaux foyers de la vie. Lorsque le pus est renfermé dans un kyste, il n'y a point d'action sympathique; la fièvre hectique continue ne se déclare pas, et tout se borne à un sentiment de pesanteur dans la partie, à du malaise et à de simples phénomènes nerveux, variables selon l'organe affecté; mais on observe souvent des fièvres intermittentes ou rémittentes.

Les individus atteints de ces maladies pâlissent peu à peu, maigrissent, deviennent hydropiques, et meurent d'épuisement. Ils sont autant exposés que tous les autres à contracter les diverses espèces de phlegmasies, lorsqu'ils sont soumis aux causes irritantes.

Il est à remarquer que les effets d'un abcès enkysté existant dans le cerveau peuvent se borner à une simple fièvre carotique, qui se termine par la mort, ce qui n'exclut pas des désordres plus graves.

La deuxième espèce est une inflammation chronique avec altération consécutive des tissus blancs. Dans ces sortes d'altérations, souvent il arrive que la fièvre cesse, et que les malades les supportent pendant plusieurs années, et n'éprouvent que peu de changement dans leur teint, et peu de modifications dans leur nutrition. Les personnes qui se trouvent dans ce cas sont aussi susceptibles de contracter une irritation des membranes muqueuses, gastriques et aériennes.

Souvent aussi d'autres tissus analogues à ceux affectés deviennent malades sympathiquement. C'est de cette manière que s'établissent les diathèses, diversement dénommées selon l'espèce de maladie.

C'est ordinairement par l'hydropisie que la mort arrive, lorsqu'il ne survient pas une inflammation secondaire; mais celle-ci est souvent suivie d'ulcérations qu'on appelle cancéreuses. L'irritation des voies digestives se joint sympathiquement à elles; de là des gastro-entérites, dont la mort est ordinairement la terminaison. L'affection se communique aussi quelquefois aux poumons, d'où résultent des phthisies consécutives.

Point de terme fixe pour la durée de ces affections chroniques. Les nécroses et les ulcères en sont des exemples. Il résulte de là qu'elles peuvent produire plus ou moins vite le marasme ou la mort.

Dans les sub-inflammations ou indurations blanches, la fièvre suit les divers degrés de l'irritation sanguine. L'induration commence toujours dans le centre ou près du siége de cette irritation. Nous supposons, par exemple, qu'un homme soit affecté d'une pneumonie, qu'il tombe dans la phthisie, et que cet état entraîne la mort : la sub-inflammation se développera dans l'endroit le plus irrité du parenchyme pulmonaire, d'où elle se propage au reste de l'organe, selon le degré d'inflammation qui s'y rencontre.

La sub-inflammation peut se développer d'une manière latente, sans inflammation sanguine préalable. On remarque seulement de la pâleur, et quelquefois un léger mouvement fébrile. Cet état peut se prolonger plus ou moins long-temps, sans que le malade s'en aperçoive. Toujours il existe une lésion dans la fonction de l'organe sub-enflammé, et une disposition générale plus ou moins grande à l'hydropisie. Ainsi le médecin qui rencontrera de semblables états chroniques ne devra pas vaguement les rapporter à un vice de constitution, mais bien à une lésion plus ou moins grande d'un ou de plusieurs organes intérieurs. Le malade contracte-t-il une inflammation mixte, tous les caractères de l'irritation sanguine se déclarent.

On ne peut trop faire observer que plus les irritations vasculaires sont actives, plus les sympathies que nous avons examinées sont marquées. Ainsi, toutes les fois que l'on calmera ces irritations, les phénomènes sympathiques devront nécessairement diminuer.

Il est essentiel de savoir aussi que, de toutes les influences des organes malades, il en est deux plus particulières et plus permanentes, celles que reçoivent le cœur et l'estomac. L'un des deux les reçoit toujours d'une manière plus marquée, selon l'idiosyncrasie.

Tels sont les principaux faits généraux concernant les diverses espèces d'inflammations.

Causes.

Les causes sont communes à toutes les inflammations, c'est-à-dire que les mêmes causes peuvent les produire toutes. Mais elles agissent avec plus de force sur le système vasculaire sanguin. Ainsi, lorsque leur action porte sur les capillaires sanguins, elles produisent les quatre phénomènes généraux de l'irritation sanguine. Cette irritation, par sa prolongation, peut produire la sub-inflammation. Dans d'autres cas, elles agissent en même temps sur les vaisseaux rouges et sur les vaisseaux blancs.

On distingue ces causes en immédiates et en médiates.

Causes immédiates.

Ces causes agissent directement sur l'organe qu'elles influencent. Ainsi, lorsqu'une cause irritante agit sur la peau, elle peut y développer, depuis l'inflammation la plus active, jusqu'à la sub-inflammation, selon la prédisposition et la constitution du sujet ; de là proviennent le *phleg-mon*, les *furoncles*, les *dartres*, le *scrophule*, etc. Les mêmes phénomènes ont lieu sur les voies digestives par l'effet des ingesta assimilables, et non assimilables, ou poisons, qui déterminent des irritations sanguines à différents degrés. Tantôt il y a seulement rougeur et sécheresse de l'organe, et tantôt l'inflammation est plus forte, et l'ulcération survient. On remarque absolument la même chose sur les voies aériennes. L'action de ces causes sur les reins se fait sentir depuis la seule augmentation ou la suppression de la sécrétion de l'urine, jusqu'à l'état inflammatoire le plus intense, avec ou sans calculs.

Les organes génitaux sont également susceptibles d'éprouver ces différents degrés de l'inflammation, lorsqu'ils sont soumis à ces mêmes agents. L'exercice outré des facultés intellectuelles et les passions déterminent souvent des irritations immédiates dans l'encéphale.

Les membres thoraciques et abdominaux, par l'effet des extensions forcées, des ruptures, des contusions, des coups, des irritants quelconques, éprouvent les divers ordres d'irritation.

L'absence de la douleur dans un organe irrité n'est point toujours une preuve que l'inflammation n'existe pas ; car la douleur peut n'être point perçue, et cependant l'affection locale être parfaitement développée.

Causes médiates.

Toutes ces causes agissent par les lois des sympathies. L'état de civilisation dans lequel nous sommes nous empêche de graduer nos vêtements aux variations de la température ; aussi le froid et la chaleur alternant subitement, ont-ils la plus grande influence sur notre économie.

Le froid donc change sympathiquement l'état des viscères, après avoir modifié directement la peau. C'est ainsi qu'il produit des engelures, qui sont bientôt accompagnées de l'inflammation des viscères, des voies digestives principalement, puis des poumons, etc. D'autres fois la vitalité diminue dans la peau refroidie, et augmente au contraire dans les viscères, qui s'enflamment avec plus ou moins d'énergie. C'est par une affection du poumon, dans les pays froids, que se détruit la plus grande partie de l'espèce humaine. L'effet de ces deux agents est bien plus marqué quand ils opèrent alternativement.

Les phlegmasies de toute espèce sont très facilement produites ; celles des membranes mu-

queuses, séreuses, des articulations, particulièrement.

La chaleur échauffe la muqueuse gastrique presque en même temps qu'elle stimule la peau. Les
affections morales qui dépendent de l'irritation
du cerveau développent sympathiquement des
phlegmasies et des sub-inflammations, dans les
divers organes qui correspondent avec ce viscère.

Enfin toute irritation morbide peut être transmise du lieu où elle s'est développée, dans plusieurs autres, et surtout dans les principaux viscères. Les affections traumatiques et les opéra-
tions de chirurgie nous en offrent de fréquents
exemples.

Nous répétons encore que les transmissions
sympathiques sont d'autant plus faciles qu'il
existe une inflammation plus forte; et que toutes les fois qu'un organe est forcé d'agir au delà
des bornes physiologiques, il y a irritation morbide ou sur-irritation, qui de ce lieu peut passer à un autre. Telle est la marche de la patho-
génie.

Causes spécifiques.

Existe-t-il des causes spécifiques? Oui. Elles
sont soumises aux mêmes lois que les autres dont

elles ne diffèrent que par leur propriété contagieuse ; tel est le virus varioleux. Elles ne sont
connues que par leurs effets.

Pour les sub-inflammations, il n'est à proprement parler que le virus syphilitique. Quelquefois il produit sur la verge des irritations très-
vives ; d'autrefois il augmente la sécrétion muqueuse de la membrane de l'urètre ; tantôt il se
glisse dans les glandes de l'aine pour y produire
ces inflammations que l'on nomme bubons ; tantôt il fait tomber les parties en détritus.

La phthisie, les scrophules, les dartres, la
teigne, la lèpre, l'éléphantiasis, ne sont pas des
maladies spécifiques, et ne proviennent pas toujours des parents, comme on a bien voulu le dire,
puisque l'on voit souvent des personnes très-sai-
nes produire des enfants phthisiques, écrouel-
leux, et des scrophuleux donner le jour à des
enfants très-sains. Il faut, malgré que l'on en
dise, admettre que toutes ces affections sont le
résultat des influences de certaines causes irritantes, et regarder tous les stimulants comme
susceptibles de produire les inflammations de
tout genre ; car les individus attaqués de ces
maladies guérissent lorsqu'ils sont soustraits aux
agents qui les entretiennent. On ne reçoit de ses
parents que la prédisposition, ou le degré d'ir-

ritabilité des tissus qui les rend propres à contracter ces maladies sous l'influence de causes
qui peuvent également engendrer les autres irritations.

Dans le plus grand nombre des cas, les inflammations blanches ou sub-inflammations succèdent à des irritations sanguines ; elles succèdent
également à une irritation nerveuse qui appelle
les fluides, et les parties s'épaississent ; jamais
elles ne se développent sans causes irritantes. Si
l'on a cru le contraire, cela vient de la lenteur
qu'elles mettent quelquefois à se développer et
de ce que les causes n'ont pas été bien appré-
ciées.

Toutes les causes qui débilitent le système
blanc ne produisent pas des engorgements. Ne
confondons pas engorgement avec irritation.
L'on peut en comprimant les vaisseaux lymphatiques produire leur engorgement, sans que pour
cela il y ait irritation.

Les causes débilitantes qui rendent les hommes pâles, rachitiques, scrophuleux, etc., ne
portent pas toujours leur action sur l'endroit
même affecté, mais sur une autre partie qui réagit ensuite.

Traitement.

Jusqu'à présent les phlegmasies n'ont généralement été traitées que par la méthode empirique. Cette méthode consiste dans la réminiscence des effets que tels ou tels médicaments ont produits plus spécialement dans telle ou telle maladie que dans telle autre. L'on doit totalement rejeter ce mode de traitement basé sur de faux principes.

Dans l'état actuel des connaissances médicales, le traitement doit être rationnel. Nous n'avons qu'un très petit nombre d'organes, en comparaison de l'immensité des symptômes, qui varient selon la sensibilité des individus, et d'après le traitement que l'on emploie. Il est impossible d'appliquer le traitement empirique à tous les groupes de symptômes donnés pour des maladies par les auteurs, parce qu'ils ne rappellent pas toujours l'organe malade sur lequel on doit agir, et que par cette raison l'on n'en rencontre rarement de parfaitement semblables.

C'est à cause du traitement empirique qui jusqu'à ce jour a été mis en usage, qu'on ne peut nullement tirer parti d'une foule de belles observations. Observer les signes extérieurs sans les

rattacher à l'organe malade, c'est étudier des signes fugitifs. Malheureusement c'est là l'erreur
dans laquelle sont tombés les praticiens les plus
distingués de nos jours. Ils ont pris pour des maladies différentes un grand nombre de symptômes occasionés par la souffrance du même organe et variant selon l'influence des passions, de
l'habitude, de l'éducation, de la profession, de
l'âge, du traitement, etc.

Pour observer rationnellement l'homme malade, il faut toujours s'attacher à découvrir l'organe lésé ; sans quoi l'on observe mal et l'on
tombe dans le traitement empirique.

Dans le traitement des maladies, il importe
beaucoup d'avoir égard à l'action des médicaments sur l'état physiologique.

Toutes les maladies se réduisent à trois ou
quatre données, à trois ou quatre symptômes
qui se diversifient ensuite. Considérons l'ivresse,
résultat d'un excès de vin ou de toute autre li-
queur : sur cent individus ivres, en trouvera-t-on
deux qui offriront les mêmes symptômes? Chez
les uns, ce sera un état de douceur, de gaieté, de
stupeur ; chez d'autres, on verra la colère, la
tristesse, quelquefois même une fureur sangui-
naire. Il faudrait donc admettre autant de maladies qu'il y a d'états différents et de nuances di-

verses de sensibilité capables de faire varier les résultats de l'irritation d'un organe, et admettre des spécifiques particuliers pour chacun des groupes de symptômes qui en serait la conséquence. Cet exemple suffit pour faire sentir le ridicule d'une telle pratique médicale. On doit voir que l'essentiel de la pathologie est de s'attacher à bien connaître l'organe malade, car sans cela la médecine ne sera jamais rationnelle, jamais science. C'est la condition *sine quâ non*.

Non seulement il faut rejeter l'empirisme, mais il faut se préserver des mauvaises méthodes.

Il y a toujours eu deux sectes : les empiriques et les dogmatiques méthodistes. Hippocrate était à la fois empirique, théoricien et méthodiste; c'était un génie vaste et très profond. Son traitement empirique a eu quelquefois de vrais succès ; son traitement méthodique et théorique n'offre presque rien de bon, parce qu'il n'était pas éclairé par la physiologie, par la connaissance des organes, et qu'il ignorait leurs sympathies.

Il ne faut pas traiter les maladies d'après les mots, comme on le fait aujourd'hui. Qu'entend-on par le mot fièvre bilieuse ?

Les méthodistes ont toujours été les plus nombreux. C'est de là que nous vient cette foule d'explications et de systèmes.

Depuis que *Brown* a considéré toutes les maladies comme dépendantes d'un état de faiblesse ou de sur-excitation, l'on a formé deux bases absolues de traitement, l'un débilitant, l'autre excitant.

Comme on a toujours regardé le phlegmon comme le prototype de l'inflammation, il s'en est suivi que toutes les fois qu'un individu n'a pas présenté l'ensemble des phénomènes qui le caractérisent, la maladie a été asthénique. Que résulte-t-il de cette fausse idée? que les sectateurs de *Brown* placent la majeure partie des maladies dans ce cadre. Sur cent maladies, trois seulement, selon eux, sont sthéniques, et le rest; est asthénique. Se basant sur ces vues, ils traitent presque toutes les maladies inflammatoires par les stimulants. Dans une phlegmasie intense des voies gastriques, par exemple, les symptômes suivants se manifesteront : inappétence, dégoût, douleur sur-orbitaire, lassitude générale, tendance au repos, vomissements, prostration ; en un mot, toutes les fonctions de relation seront affaiblies, et l'on ne manquera pas d'attribuer la maladie à la faiblesse, et de la qualifier du nom de fièvre bilieuse d'abord, puis elle arrivera bientôt à l'adynamie, parce que l'on ignore la nature et le vrai siége de cette affection.

En général, toutes les fois que les empiriques se trouvent dans cette ignorance, ils se contentent de dépeindre les symptômes sans désigner le caractère spécial de la maladie. Les prétendues fièvres muqueuses, ataxiques, etc., nous en donnent chaque jour des exemples frappants.

Connaissent-ils la véritable nature d'une maladie, ils ne manquent pas de la caractériser le mieux possible. Nous le voyons par la description d'un phlegmon, d'une pneumonie, d'une pleurésie, d'une péritonite. S'ils affectent le silence sur le siége des prétendues fièvres, et s'ils défendent aux autres d'en faire la recherche, c'est qu'ils l'ignorent. Est-il raisonnable d'en conclure qu'on ne pourra jamais le découvrir?

Ils conseillent cependant d'observer une maladie et de la traiter. C'est chose bien difficile, puisque le groupe de symptômes que rappelle leur dénomination ne la constitue pas. Ce n'est qu'en se représentant bien l'état de l'organe souffrant que l'on peut se flatter de connaître exactement l'affection; aussi, dans le traitement ne doit-on administrer aucun médicament sans prévoir l'effet qu'il doit produire sur la partie malade.

Toutes les phlegmasies sont déterminées par des stimulants médiats ou immédiats.

Les lois que l'on doit observer dans le traitement des phlegmasies se réduisent à cinq.

Pour prévenir ou pour guérir ces irritations, le premier soin du médecin doit être d'écarter les stimulants qui les ont produites ou qui les entretiennent.

Si la maladie est déclarée, le médecin ne doit pas négliger la soustraction du sang, moyen certain pour diminuer l'intensité du mal. On a généralement ignoré jusqu'à présent l'art d'employer la saignée générale et la saignée locale dans les nuances inférieures des phlegmasies. Il faut savoir user de ce moyen. On n'y parvient que par des données rationnelles, et par la connaissance des sympathies qui jouent un si grand rôle dans l'état pathologique.

Faut-il croire qu'un individu, naguère fort et pléthorique, sera faible et dans la prostration vingt-quatre ou trente-six heures après le début d'une affection aiguë? Cette prostration n'est occasionée que par l'action de l'organe malade sur les autres. Sachant que les phlegmasies des voies digestives et du péritoine sont de nature à occasioner la prostration, balancera-t-on à soustraire du sang?

La saignée doit être générale ou locale.

La saignée générale convient dans l'irritation des gros faisceaux. La saignée locale est mieux appropriée aux inflammations des membranes.

Le pouls, de petit et de faible qu'il était, se relève, s'élargit, et la prostration disparaît.

L'application d'un trop petit nombre de sangsues augmente les symptômes déjà alarmants, mais une seconde ou une troisième application fera cesser ce surcroît d'irritation, et de plus diminuera celle qui existait déjà.

Le médecin doit aussi mettre en usage certains médicaments qui ont la propriété de diminuer l'action sanguine. Autrefois l'on ne connaissait que les boissons aqueuses, mucilagineuses, acides. Il arrive fréquemment aujourd'hui que, dans le traitement des phlegmasies, de celles des membranes par exemple, on met en usage les moyens appropriés dans le début de la maladie, et que l'on ne continue pas assez long-temps l'emploi de ces remèdes. Dans ce cas, dès que le plus haut degré de l'inflammation a disparu, elle est qualifiée du nom d'obstruction, d'empâtement, d'engorgement, de saburre, etc.

On s'empresse, pour ainsi dire, de détruire

les bons effets que les antiphlogistiques ont produits.

A cet effet, on emploie d'autres médicaments, qui le plus souvent rétablissent l'inflammation en irritant de nouveau, et l'on produit, de la manière la plus directe, l'adynamie, que l'on voulait éviter.

Ces moyens sont souvent puisés parmi les purgatifs. C'est *Brown* qui leur a attribué la propriété sédative. Il se fonde sur le raisonnement suivant : Les fluides sont les excitants des solides ; en les diminuant on doit nécessairement diminuer la somme de l'excitation, et, par conséquent, celle des forces. Selon lui, les vomitifs et les purgatifs sont des débilitants.

Rasori a poussé les choses plus loin. Il a considéré les minéraux, les narcotiques, les substances de mauvais goût, comme ayant la même propriété que les débilitants de *Brown*.

Si, dans l'état de santé des organes gastriques, les évacuants affaiblissent sans sur-irriter, il s'en faut de beaucoup qu'ils agissent de même dans l'état pathologique. Nous voyons, dans une légère gastrite, l'administration d'un vomitif et d'un purgatif d'abord affaiblir en effet et diminuer l'irritation ; mais ce calme n'est souvent que momentané, etc. ; le lendemain il survient

une sur-irritation qui fait passer la légère phlegmasie de la veille à l'état aigu. Dans ce cas, l'a-
mélioration (si c'en est une) que l'on avait ob-
tenue par les irritations et la dépense d'action
vitale a bientôt été remplacée par un surcroît
d'intensité de l'état inflammatoire.

Les anciens, qui ne savaient pas que le siége
des fièvres est dans le système gastrique, ne pouvaient faire ce raisonnement.

Parmi les autres médicaments dont la propriété sédative est purement hypothétique, l'on
trouve l'assa-fœtida, le mercure. Ce sont encore
des stimulants.

Le praticien doit sagement employer des irritations artificielles qui puissent déplacer l'inflammation. S'il sait qu'une irritation artificielle
dissipe une phlegmasie légère, il est de toute né-
cessité pour lui de ne point ignorer qu'il n'existe
aucun révulsif pour une phlegmasie intense, et
que tout moyen employé pour produire une révulsion ne fait qu'ajouter à l'inflammation.

Les révulsifs peuvent être mis en usage avec
le plus grand succès lorsque l'inflammation tou-
che à la fin de sa deuxième période, ou plutôt
lorsqu'elle a beaucoup perdu de son intensité. Il
faut encore les appliquer loin du lieu qui est le
siége de l'irritation sanguine locale, si l'on veut

obtenir tout le succès que l'on désire. Dans une sub-inflammation ou une phlegmasie chronique, on peut tirer les plus grands avantages des révulsifs appliqués auprès du lieu affecté.

Il est encore d'autres révulsifs, tels que les sudorifiques, les diurétiques, etc. Il faut bien connaître l'état de l'estomac, car c'est sur lui qu'agissent les médicaments. Il est d'observation que quelquefois les stimulants, et surtout certains agents permanents dans leur action, tels que le froid, les acides forts, les astringents, les narcotiques, enlèvent une irritation légère et externe.

On a fait une très mauvaise application de ce principe aux organes intérieurs. Il n'y a point d'analogie parfaite entre la membrane muqueuse intestinale, le poumon, etc., et la peau, sous le rapport de l'irritation et de la réaction.

L'expérience prouve que les phlegmasies internes les plus légères sont aussi rebelles aux stimulants que les inflammations externes superficielles sont faciles à détruire par ces agents.

Une phlegmasie interne a-t-elle été ainsi exaspérée ; au lieu d'accuser le traitement, on accuse la nature de la maladie.

Il est des circonstances où les stimulants, appliqués sur l'organe interne enflammé, font disparaître la phlegmasie. Ces cas sont excessivement rares. Ce point a encore besoin d'être éclairé par la physiologie. Il faut que les signes extérieurs fassent reconnaître la lésion des organes intérieurs, et son degré. C'est alors que l'on est pathologiste, que, pour ainsi dire, le corps est transparent, et que l'on peut prévoir l'effet des stimulants.

Telles sont les cinq lois respectives qui concernent les phlegmasies, et que l'on peut distinguer de la manière suivante :

1° Éloignement des causes productrices.

2° Soustraction du sang.

3° Emploi des émollients et des sédatifs.

4° Usage des révulsifs sagement administrés.

5° Prescription des toniques fixes, des astringents, suivant l'indication.

Les succès qu'ont produits quelquefois les modifications de la cinquième loi sont la source d'un raisonnement complétement faux en pathologie, et dont les conséquences sont chaque jour funestes aux malades. On a dit : ces médicaments ne peuvent agir que par leur nature tonique ; ils augmentent l'activité des parties avec lesquelles ils sont en contact ; et puisqu'ils procurent la guérison , il en découle naturellement que la maladie était due à la faiblesse ou à l'adynamie. C'est là ce qui a fait prévaloir le système de *Brown*, dont nous avons parlé plus haut. Nous ne reviendrons pas sur ce qui a été dit.

Traitement des sub-inflammations.

Le traitement doit d'abord être prophylactique. C'est surtout dans l'usage bien ordonné des choses qui font le sujet de l'hygiène qu'il faut le faire consister.

En général, on prévient les sub-inflammations, suite des phlegmasies, par les mêmes moyens que nous avons conseillés dans le traitement de ces dernières, puisqu'elles peuvent être la suite de leur prolongation. On a guéri des engorgements chroniques du sein et des testicules, en les traitant comme des inflammations.

Quant aux sub-inflammations regardées comme spontanées, et qui cependant ne le sont pas, car elles sont le résultat de la stimulation, on les guérit en soustrayant les stimulants.

Toujours la sub-inflammation est à redouter lorsqu'une inflammation persiste, quoique les causes aient été arrêtées : car toute phlegmasie tend à se terminer; et si elle ne le fait pas dans un certain espace de temps, c'est que les causes qui l'avaient produite l'entretiennent, ou que de nouvelles sont survenues pour la maintenir. Dans ce cas, combattre l'inflammation sanguine, c'est combattre la sub-inflammation qui lui succède ordinairement.

Le but que l'on se propose est de faire cesser l'action organique des vaisseaux, qui tend à produire des végétations vicieuses.

Quels sont les moyens spécialement appropriés aux sub-inflammations ?

Ces moyens varient selon les divers tissus.

Sub-inflammation de la peau.

On combat la sub-inflammation de la peau d'abord par les émollients locaux. Si elle résiste, on a recours aux stimulants, et l'on se propose, en agissant ainsi d'une manière empirique, de changer le mode d'irritation. Mais on met aussi en usage une stimulation générale. L'on croit que les médicaments sont absorbés et vont directement stimuler les organes. Ce n'est pas ainsi qu'il faut concevoir le mode d'irritation de ces médicaments ; ils stimulent l'estomac, et les autres organes ne sont stimulés que par sa réaction. C'est donc une révulsion quelquefois avantageuse que l'on obtient ; car les médicaments ne vont pas directement à un sécréteur.

On voit que les succès obtenus par les stimulants dépendent moins de l'action qu'ils ont produite en se répandant dans l'économie, que de
celle qu'ils déterminent dans le tissu sur lequel
ils agissent primitivement. Par exemple, lorsque l'on administre des sudorifiques, des diurétiques, des emménagogues, des sialagogues, on
serait grandement dans l'erreur si l'on croyait
qu'ils agissent directement sur la peau, sur les
reins, la matrice, les glandes salivaires, pour en
augmenter l'action. Ce n'est qu'un effet sympathique de l'estomac qui, stimulé, réagit sur ces
organes.

Il est encore une autre espèce de stimulation.

Les moyens employés à cet effet sont les vésicatoires, les sétons, les moxas, dont la suppuration est analogue à celle du phlegmon. Le but
que l'on se propose par l'emploi de ces moyens
est encore de déplacer l'irritation.

De ce que l'on parvient, par les stimulants
locaux, à guérir les sub-inflammations, il ne
faut pas conclure qu'elles dépendent de la dé-
bilité.

1° Parce que nous voyons l'action organique
augmentée dans toutes les propriétés de la partie, d'où résulte l'afflux des liquides ; *ubi dolor,
ibi fluxus.*

2° Parce que les sub-inflammations attaquent les individus forts aussi-bien que les individus faibles, et que l'on ne voit aucune différence dans leurs phénomènes et dans leurs causes. On ne peut donc pas dire que le mécanisme des sub-inflammations n'est pas le même chez les forts et chez les faibles.

3° Parce que nous avons des exemples de guérison d'inflammations violentes, et avouées sthéniques par tout le monde, par les mêmes moyens que ceux qui réussissent dans les sub-inflammations.

4° Parce que, dans le cas où ces sub-inflammations, les dartres par exemple, que l'on attribue à l'asthénie, sont répercutées, l'irritation prend un caractère très aigu si elle se porte sur des organes très sanguins et très importants à la vie. C'est ainsi que fort souvent, à la suite de la répercussion de ces exanthèmes, l'on voit survenir des pneumonies excessivement violentes. Ce phénomène s'explique par la différence de l'organisation des parties.

5° Parce que, avec des idées de faiblesse, on applique sans bornes des stimulants, le mercure, le calomélas, par exemple, et l'on cause des irritations gastriques très fortes.

Telle est la base du traitement des sub-inflammations ou inflammations du système vasculaire blanc à l'extérieur.

Traitement des sub-inflammations à l'intérieur.

Première indication.

Calmer l'irritation sanguine quand il en existe ; et lorsqu'elle n'existe pas, l'on attaque les sub-inflammations par des moyens spécifiques comme à l'extérieur, si l'expérience en a découvert.

Prescrire l'abstinence aux malades, afin de faire vivre le corps aux dépens de lui-même. En effet, lorsque quelqu'un porte un engorgement chronique blanc, rien n'est plus propre que la diète pour le faire disparaître. Cette influence salutaire de la diète se reconnaît facilement dans les affections externes. On lit sur un ulcère tous les écarts de régime que peut faire le sujet.

Deuxième indication.

Employer certains stimulants qui, en développant les sympathies, augmentent l'action des sécréteurs, accomplissent la dépuration des fluides, etc. ; provoquent la résorption des engorgements.

Parmi les stimulants que l'on applique aux sub-inflammations, il en est de spécifiques, tels que le mercure contre la syphilis. Ce spécifique ne peut être révoqué en doute, quoique la maladie vénérienne ait été guérie sans l'emploi de ce remède.

Les médecins anglais guérissent un grand nombre de véroles sans user de mercure ; mais comptons pour beaucoup le régime très tenu qu'ils font observer. Cela rentre encore dans ce qui a été dit plus haut.

Lorsque, par l'emploi des stimulants, on produit la fièvre, l'on croit généralement qu'elle est le résultat direct de l'excitation du cœur et des vaisseaux capillaires sanguins de tout le corps. C'est à tort ; la fièvre n'est qu'un effet sympathique de la réaction de l'estomac, directement irrité par les médicaments que l'on y a ingérés.

Ainsi quelquefois, dans le traitement des tubercules pulmonaires par les stimulants, on détermine l'inflammation de l'estomac, et son action sympathique se porte sur la muqueuse pulmonaire, qui s'enflamme secondairement, et fait faire de nouveaux progrès à la sub-inflammation tuberculeuse.

Troisième indication.

Cette troisième indication est relative à toutes les sub-inflammations. Cesser l'usage des stimulants ; recourir à des moyens palliatifs ; ordonner un régime approprié, lorsque la sub-inflammation a fait de tels progrès que l'on désespère justement de la guérison radicale.

A quoi juge-t-on que la guérison est impossible ?

Les symptômes qui l'annoncent sont l'exaspération des phénomènes locaux, l'explosion d'une sub-inflammation dans une autre partie, l'altération profonde de la couleur de la peau, le marasme, l'hydropisie, etc.

Quel que soit l'état désespéré du malade, le médecin lui doit des consolations et des soins jusqu'à la fin. Il faut remédier aux symptômes les plus urgents, donner, par exemple, quelques stimulants pour tâcher de ranimer le malade, s'il est très faible ; administrer les narcotiques pour apaiser les douleurs, et tirer un voile sur le dernier moment.

Les théories humorales et empiriques sont presque toujours dangereuses.

Les médecins humoristes, toujours occupés d'engorgement, d'empâtement, du relâchement

6.

des vaisseaux, de l'épaississement de la lymphe,
recourent sans cesse aux fondants et aux stimulants. Leurs traitements ne sont que d'éternelles
stimulations.

Les voies gastriques, sur lesquelles sont appliqués tous ces agents stimulants, s'échauffent,
pour ainsi dire, au feu destructeur de ces médicaments. De funestes gastro-entérites se déclarent. D'ailleurs, l'efficacité de ces moyens, fus-
sent-ils bons par eux-mêmes, deviendrait nulle
par le mauvais emploi des aliments, dont la dose
n'est pas diminuée, ou qui sont mal choisis.

Quant aux empiriques, qui veulent que l'on
ferme les yeux sur les modifications qu'ont éprou-
vées les organes, sans cesse armés contre des
êtres hypothétiques et abstraits, ils sont dans
une constante hésitation. Les moindres revers
les découragent. Ils accordent une attention mal
placée à des accidents accessoires qui n'en valent
pas la peine. Continuellement occupés à combattre des symptômes sans gravité, ils ne peuvent
distinguer les principaux, ni apprécier l'influence des affections morales, celles de la saison, du
sexe, des aliments, des remèdes eux-mêmes,
modificateurs importants qui agissent sans relâ-
che sur nos organes : leur traitement, en un mot,
est versatile et souvent funeste.

Résumé des irritations vasculaires.

Les nerfs reçoivent et transmettent partout les impressions. C'est donc par eux que les sympathies de l'inflammation sont développées.

Les capillaires sanguins sont les plus vivement affectés dans les irritations vasculaires. Sont-ils affectés seuls, il n'y a point de fièvre. Tel est le cas des phlegmasies légères. Sont-ils irrités en grand nombre, le cœur y participe, et la fièvre survient: preuve certaine que celle-ci n'est qu'une influence sympathique.

Le cours d'une fièvre, c'est-à-dire d'une inflammation, peut être plus ou moins long. Lorsqu'elle ne dépasse pas quarante ou soixante jours, on la désigne sous le nom d'aiguë. La fièvre dépasse-t-elle ce temps, elle est chronique. Telle est la théorie vulgaire ; mais elle n'a rien de fixe. Les irritations du système vasculaire sont aiguës lorsque leur intensité trouble violemment les fonctions, parce qu'un tel état ne peut qu'être de courte durée. Elles sont chroniques quand, moins intenses, elles permettent l'exercice des principales fonctions, parce qu'alors l'état de vie peut persister pendant un temps plus ou moins long.

Cet état de trouble du système sanguin peut avoir une terminaison heureuse ou funeste.

Dans le premier cas, l'on observe des solutions brusques ou lentes.

Dans le second, on remarque des morts plus ou moins promptes, selon que l'épuisement des forces nerveuses a marché avec plus ou moins de rapidité. Quant la mort arrive lentement par la prolongation de l'irritation, toujours elle est précédée de désorganisation ; tandis qu'il y a rarement altération des tissus lorsque la mort est prompte : la vie alors est interrompue par la douleur.

D'autres fois ces irritations laissent entre elles des intervalles plus ou moins longs. De là les fièvres intermittentes, dont la terminaison a lieu par congestion, par épuisement, par phlegmasie, ou par sub-inflammation.

Les capillaires sanguins sont-ils vivement excités dans la partie qui est le siége de l'irritation, l'on y remarque la suppuration suivie ou non de collection purulente.

La partie est-elle trop irritée, la congestion s'opère, et la mort de l'organe en est la suite ; en d'autres termes, la gangrène par excès d'irritation se manifeste.

Les organes enflammés sont-ils affaiblis d'avance, la mort locale a lieu très facilement à la suite des irritations qui s'y déclarent. Telle est l'origine de la gangrène par faiblesse.

Les irritations sont communiquées aux vaisseaux blancs bien moins vivement qu'aux vaisseaux rouges; souvent ils ne les reçoivent qu'après ces derniers.

Les vaisseaux blancs des tissus cellulaire et séreux éprouvent fréquemment des irritations, sans que la douleur soit perçue. C'est ainsi que se forment les dépôts froids; l'on n'en a pas la conscience.

Les autres vaisseaux blancs deviennent aussi le siége de l'irritation, et donnent lieu à des dégénérescences ; et les mêmes causes qui produisent les inflammations les font naître. Leur manière d'agir est la même : la simultanéité de causes et de traitement le prouve suffisamment.

Dans toute sub-inflammation opiniâtre, l'on trouve reproduction ou répétition de la maladie. Cette répétition constitue les diathèses cancéreuses, tuberculeuses, etc.

Toute irritation un peu vive porte son principal effet sur le cœur, puis sur les divers organes de l'économie : de là les divers degrés de fièvre.

Plus les sub-inflammations locales sont perçues, plus elles exercent d'influences. Moins elles sont perçues, moins elles se font ressentir sur les divers organes. Le cœur et l'estomac reçoivent encore leur influence long-temps après les autres organes.

Dans la nuance la plus obscure d'une sub-inflammation, les voies gastriques sont encore influencées.

Toutes les irritations générales ou locales modérées peuvent être affaiblies par l'art. La nature alors en opère promptement la guérison, soit par délitescence, soit par résolution.

Les irritations sont-elles fort intenses et prolongées, elles exigent un traitement perturbateur.

Sont-elles accompagnées de suppuration, des procédés opératoires peuvent devenir nécessaires.

Sont-elles suivies de gangrène, les anti-phlogistiques et les stimulants doivent successivement être mis en usage.

Lorsqu'elles sont suivies d'intermittence, l'on ne doit point omettre, entre les deux accès ou dans l'apyrexie, l'emploi de certains perturbateurs.

En un mot, dans toute irritation, il faut savoir se servir alternativement des anti-phlogistiques, des stimulants, des révulsifs, des dérivatifs, de l'abstinence, de la diète.

Lorsque l'on ne peut espérer une guérison parfaite, les moyens palliatifs doivent être employés.

CHAPITRE SECOND.

Toute maladie qui intéresse les viscères est du ressort de la médecine ; la chirurgie n'embrasse que les lésions externes. Il faut cependant connaître ces deux branches de l'art de guérir ; toutes deux se prêtent un mutuel secours. Les maladies externes influencent les organes de la vie intérieure. Supposons, par exemple, une hernie étranglée : l'opération que pratiquera le chirurgien soulagera les voies gastriques.

Nous nous bornons aux maladies qui excluent les procédés opératoires.

C'est à l'extérieur du corps qu'il faut prendre le type de l'inflammation vasculaire rouge, et de celle du système vasculaire blanc (sub-inflammation).

Avant de parler des phlegmasies externes, connaissons bien les modifications qu'éprouvent les viscères. C'est par là que nous aplanirons les difficultés de l'étude de la pathologie. Nous éviterons un grand nombre de répétitions, qui devraient nécessairement avoir lieu s'il fallait com-

mencer par l'histoire des phlegmasies externes.
En effet, si nous traitions d'abord de ces dernières, nous serions continuellement obligés de parler des affections gastriques qui toujours les accompagnent.

Commençant au contraire par les lésions gastriques, nous éviterons de nous répéter à tout
moment.

Pour parvenir à ce but, nous devons transporter à l'intérieur tous les symptômes que nous savons caractériser les inflammations externes.
Telles sont la *rougeur*, la *chaleur*, la *douleur*, et
la *tumeur*. Ces quatre phénomènes dénotent une
irritation externe ; eh bien, les viscères devront
les présenter aussi pour qu'il y ait fièvre.

Il est bon de rappeler que la fièvre suppose
l'irritation du cœur et celle de l'estomac dans
la plupart des cas, surtout à son début. Nous en-
tendons parler ici de l'irritation la plus ordinaire
du cœur, c'est-à-dire de celle concomitante de
l'irritation primitive d'un autre organe, et non
point de l'irritation directe du cœur, qui existe
quelquefois, mais rarement.

La fièvre suppose-t-elle un état particulier de
l'estomac ? Sans doute. Elle suppose rougeur,
chaleur, douleur, tumeur, en un mot un afflux
des fluides dans le tissu de cet organe. C'est donc

l'inflammation de l'estomac qu'il faut étudier pour avoir une idée juste de la fièvre.

Dans la fièvre l'estomac est rouge et dans un état analogue à la peau lors de l'érysipèle.

Les irritations de tous les organes produisent la fièvre. En outre, c'est dans l'estomac que sont déposés presque tous les moyens que la médecine emploie pour le traitement des maladies. Ces médicaments peuvent modifier son état, et la fièvre en est souvent le résultat.

Étudier l'estomac devenu rouge, chaud, et dans un état qui approche de celui que produit l'érysipèle, c'est donc étudier le point le plus essentiel de la pathologie ; c'est, disons plus, étudier la plus grande partie des maladies.

L'inflammation de l'estomac est rarement bornée à sa membrane muqueuse ; presque toujours elle est accompagnée de celle de l'intestin grêle, et quelquefois même celle du gros intestin s'y associe. C'est alors que cette maladie a reçu le nom de gastro-entérite, affection la plus fréquente de toutes, et que l'on peut avec raison regarder comme la clef de la pathologie.

Les causes sont externes ou internes. Toutes agissent de la même manière, et produisent le même effet, ou, en d'autres termes, elles augmentent l'action organique, ou les propriétés vitales de l'estomac. La physiologie nous prête ses lumières pour bien nous faire concevoir que l'estomac est un sens, sinon le plus actif, du moins le plus influent de tous.

Ce sens interne réside, non dans ses membranes péritonéale et musculeuse, mais uniquement dans sa membrane muqueuse. Cette membrane est tissue d'un nombre prodigieux de nerfs et de vaisseaux; nous devons en juger par ses fonctions. Les impressions qu'elle reçoit ne sont pas toujours perçues par notre intelligence, mais l'organisme sent l'influence de tous les corps étrangers qui y sont déposés, et de plus elle est modifiée par l'irritation de tous les autres organes. En effet, l'estomac est le foyer où viennent tomber tous les rayons de l'animal ; ensuite il les réfléchit. Il faut en donner un exemple très fréquent et palpable : ingère-t-on un verre de vin dans l'estomac ; aussitôt, par l'action sympathique de cet organe sur les autres, l'on voit les forces prendre plus d'énergie, la face se colore, le cerveau est activé, la gaieté paraît, l'œil est animé. De même que l'estomac étant modifié avertit toute l'économie, de même aussi l'économie modifiée influence ce viscère, comme on le voit dans la lassitude, sensation douloureuse qui, des membres, vient aboutir à ce viscère.

Long-temps les fonctions de l'estomac ont été méconnues. Considéré sous le rapport de la digestion, l'estomac a été regardé comme une sorte de récipient inerte, ou du moins borné à son action sur l'aliment. La faim a été placée dans le cerveau. On a bien dit que le centre des sensations résidait dans la région épigastrique; mais les uns l'ont placé dans la portion aponévrotique du diaphragme, d'autres l'ont fait résider dans le plexus solaire. *Bichat* a seulement mis sur la voie. Enfin, nous avons été assez heureux pour trouver l'occasion de constater que la membrane muqueuse de l'estomac était le centre que l'on cherchait depuis si long-temps à connaître. C'est sur les fonctions de ce sens interne qu'est fondée l'étiologie de la fièvre.

Toute l'étendue de la membrane muqueuse des voies digestives peut être enflammée en même temps; mais comme cela n'a pas toujours lieu, on l'a divisée en trois parties, pour mieux exposer les phénomènes de son inflammation. De ces trois parties, la première est celle de l'estomac, la seconde tapisse l'intestin grêle, et la troisième appartient au gros intestin. L'on a fait cette division, 1° parce que l'une ou l'autre des trois portions s'enflamme souvent isolément; 2° parce que la phlegmasie de chacune d'elles présente des symptômes qui lui sont propres, et servent à la faire connaître. De là naturellement sont découlés les noms différents que l'on a donnés à l'inflammation de telle ou telle de ces trois divisions. C'est ainsi qu'on a appelé gastrite l'inflammation de la membrane muqueuse de l'estomac; que celle de la muqueuse de l'intestin grêle est nommée entérite, etc. Enfin, lorsque ces deux phlegmasies se rencontrent ensemble, la maladie porte le nom de gastro-entérite, etc., etc.

De la gastrite.

L'estomac est composé de trois tuniques : la première, extérieure, est la péritonéale, dont l'inflammation est appelée péritonite ; la seconde, ou moyenne, est la musculeuse ; enfin, la troisième est interne ; c'est la muqueuse, dont l'inflammation constitue la gastrite. C'est de cette dernière que nous allons nous occuper.

Cette phlegmasie est accompagnée des quatre symptômes généraux de l'inflammation ; mais ils ne sont pas sensibles comme à l'extérieur. Elle est susceptible de plusieurs nuances. Elle occupe d'abord seulement la muqueuse; mais, par le temps et les progrès qu'elle fait, elle peut s'é-

tendre jusqu'aux membranes musculeuse et séreuse, de même que l'inflammation de celles-ci
peut la produire.

Causes.

Les causes de la phlegmasie de l'estomac sont
situées hors de l'individu, et dans l'individu.

Causes externes.

Parmi ces causes, les unes sont introduites et
viennent agir immédiatement sur l'organe; d'autres agissent par leur choc à l'extérieur du corps;
et d'autres, par l'effet qu'elles produisent sur les
sens.

Causes internes.

Les causes internes sont toutes les irritations
internes qui par sympathie déterminent celle de
l'estomac.

Action de ces deux ordres de causes.

Causes extra-individuelles. Nous les exposerons
d'après l'ordre des matériaux de l'hygiène, et nous
les diviserons en prédisposantes et en efficientes
ou déterminantes.

Circumfusa.

L'air atmosphérique agit de différentes manières, selon que sa température est chaude ou froide. L'influence de l'air chaud était méconnue autrefois. D'après les idées que les auteurs (sans en excepter Hippocrate) se formaient de la faiblesse et de la force, ils avaient pensé que, parce que les membres sont affaiblis dans l'été, l'estomac et les organes digestifs sont aussi débilités, et que pendant l'hiver, ces organes sont dans un état contraire. De là les préceptes de donner les stimulants en été et les débilitants en hiver; précepte funeste, dont nous connaîtrons bientôt les dangers. Lorsque la chaleur agit sur l'homme, tout l'appareil nerveux s'exalte; la peau et les membranes muqueuses digestives s'échauffent; de là les sueurs abondantes, les diverses éruptions cutanées. La faculté absorbante de la membrane muqueuse-gastrique sympathiquement irritée est augmentée; une plus grande quantité de fluides aqueux est portée dans le torrent de la circulation; la surface interne de l'estomac se sèche, devient plus chaude, rougit; la soif en est le résultat; et si l'on ne boit pas, le chyme concentré irrite vivement l'estomac. Prend-on des stimulants, cette irritation est bien plus tôt développée.

Mais l'exaltation n'existe pas au même degré dans toutes les parties. En même temps que l'action organique est plus grande dans les appareils nerveux, muqueux et cutané, les muscles ont moins de force de contraction ; les systèmes fibreux et séreux languissent ; les poumons ont moins à faire, car leur activité est en raison inverse de celle de la peau.

Ainsi l'air chaud peut occasioner les signes de la faiblesse brownienne, en produisant dans certains organes une plus grande action vitale. On trouve écrit dans tous les traités de médecine que les fièvres bilieuses et putrides sont l'apanage des pays chauds, et les inflammations l'effet des climats froids. C'est qu'on méconnaissait l'influence de la chaleur sur la muqueuse digestive.

Le froid agit d'une manière moins efficace : son action est plus puissante sur les poumons que sur la membrane muqueuse-gastrique, dont il peut néanmoins causer la phlegmasie.

L'air agit en outre par les corps étrangers qu'il tient en suspension. Ces corps, enveloppés par la salive, sont avalés et vont produire l'inflammation de l'estomac. Lorsque ce sont des mias-

mes, ils produisent un véritable empoisonnement par irritation gastrique.

Ingesta.

Parmi les ingesta nous rangeons les aliments,
les médicaments et les poisons, comme pouvant
produire la gastrite.

Les aliments pris en trop grande quantité, eu
égard à la susceptibilité de l'individu, échauffent
et rougissent l'estomac, et en déterminent la
phlegmasie. Le même effet résulte de l'abus des
stimulants, des liqueurs alcooliques, des aliments salés, poivrés, ou de l'excès des viandes
noires sur-animalisées, qui contiennent beaucoup d'osmazome. Les substances ammoniacales
sont aussi dans ce cas. L'action de ces causes est
le plus souvent lente, parce que la membrane
muqueuse irritée surmonte l'action de ces agents,
et reprend son état sain, surtout chez les hommes
fortement constitués ; mais la sensibilité de l'estomac s'élève insensiblement à un degré tel que
la moindre cause additionnelle détermine une
gastrite, principalement si la chaleur atmosphérique s'y joint. Malheureusement, dans l'état
actuel de la médecine, on emploie comme médicaments des substances qui, n'étant point ad-

ministrées convenablement, causent l'inflammation de l'estomac. De leur nombre sont les
purgatifs et les émétiques, dont on fait un usage
immodéré dans les gastrites légères. Les malades
résistent plus ou moins long-temps à ces perturbateurs. Tel est le cas où l'on abuse des toniques
dans les affections où l'activité des forces circu-
latoires est modérée, où la coloration est un peu
diminuée, où le pouls n'est point large et fort,
et la chaleur considérable. Les fortifiants, les
dépuratifs, les diurétiques, les apéritifs, les
anti-spasmodiques, que l'on emploie pour combattre ces prétendues faiblesses, finissent ordinairement par faire éclater les inflammations
gastriques. Les autres modificateurs sont les poisons des trois règnes, à la tête desquels se trouvent les minéraux ; viennent ensuite les substances âcres.

Percepta.

Les passions violentes, les sensations vives,
agissent par l'influence nerveuse. Reçues par les
sens, elles sont transmises au cerveau, qui lui-
même sympathiquement les communique à l'estomac. Tels sont les accès répétés de colère, la
haine, l'ambition, et toutes les passions qui en-

traînent une congestion à la face, qui rougit et
s'échauffe. Ces mêmes causes déterminent une irritation gastrique qui approche de l'inflammation. Les passions aiguës prédisposent à la gastrite
aiguë, et les passions chroniques à la gastrite
chronique. Hoffmann a fait remarquer que les
purgatifs sont funestes à la suite des accès de colère. Toutes ces sensations, lorsqu'elles sont trop
vives et trop souvent répétées, produisent l'inflammation de l'estomac.

Gesta.

Les exercices excessifs fatiguent les membres
et les rendent douloureux. Cette sensation pénible est transmise à l'estomac, qui participe
bientôt à cette première modification. Les veilles
trop prolongées agissent encore, en produisant
un malaise général, qui est réfléchi dans ce
viscère.

Applicata.

Ce sont en général tous les irritants extérieurs.
Une compression forte, l'application d'un ban-
dage trop serré, les coups, les chutes, les
plaies, etc., influencent toujours l'estomac par

la voie des sympathies, et bientôt ce viscère devient le siége d'une inflammation.

Excreta et retenta.

Les excrétions ne sont pas des puissances hygiéniques. Ce sont des états physiologiques de la peau, qui peuvent être modifiés par les agents qui viennent d'être énumérés. Leur suppression, sous l'influence de ces agents, peut devenir une cause de phlegmasie intérieure. On voit assez souvent l'interruption des hémorroïdes, des menstrues, ou de tout autre flux, déterminer l'irritation de l'estomac.

Causes déterminantes.

Tous les agents que nous venons d'examiner ci-dessus peuvent devenir causes déterminantes. C'est ainsi qu'il n'est pas rare de voir la gastrite suivre un transport de colère ou d'indignation, l'usage d'un vomitif, etc. Toutes les commotions violentes, les chutes de très haut, l'usage de boissons à la glace, surtout quand on est en sueur, etc., déterminent l'inflammation de la membrane muqueuse-gastrique.

Causes intra-individuelles. Ces causes se lient

aux précédentes. Les irritations qui s'exercent sur quelque point que ce soit de l'économie, quand elles deviennent capables de produire des sensations, sont réfléchies sur l'estomac et les autres voies digestives. Supposons qu'à la suite d'une mauvaise nouvelle, un individu ait des vomissements; à quoi faut-il s'en prendre? Ira-t-on les attribuer à une impression désagréable faite sur le centre phrénique ou sur le plexus solaire? Cela serait absurde, absolument absurde. Il faut, au contraire, rattacher ces vomissements à l'irritation de l'estomac.

En comparant les modifications qui surviennent à la suite de l'un ou de l'autre de ces agents, l'on voit que dans le plus grand nombre des cas elles ont lieu sur la membrane muqueuse de l'estomac. La membrane séreuse est quelquefois irritée; c'est, comme nous l'avons dit, ce qui constitue la péritonite. La membrane musculeuse peut l'être aussi; et nous reconnaissons cette modification par les contractions spasmodiques de cet organe. Enfin, pour terminer, nous dirons que toute l'étendue de la membrane muqueuse gastrique et intestinale étant affectée, l'on observe la gastro-entérite, affection beaucoup plus commune que la gastrite et l'entérite simple, qui varie beaucoup dans ses symptômes, depuis l'inflammation la plus faible, jusqu'à celle qui étouffe et paralyse les forces.

Symptômes.

La gastrite débute lentement ou brusquement. Cette différence en met une très grande dans le pronostic et le traitement de cette maladie. Dans le premier cas, elle est précédée de symptômes précurseurs, qu'on appelle prodromes. Ces symptômes, indices d'une irritation gastrique légère, sont les suivants : l'appétit se conserve; l'ingestion des aliments est agréable, mais deux ou trois heures après on éprouve un sentiment de chaleur qui quelquefois se dissipe par les stimulants. A mesure que l'époque de l'invasion s'éloigne, cette chaleur dure plus long-temps et se prolonge entre les digestions. Il s'y joint un sentiment de compression de la poitrine; on observe la constriction et la sécheresse de la gorge, la rougeur des amygdales, du pharynx, de la bouche, du pourtour et surtout de la pointe de la langue, dont le milieu est recouvert d'un mucus qui se présente sous diverses nuances; il se manifeste ensuite de la sécheresse et de la rougeur à la conjonctive, au gland chez l'homme, au méat urinaire chez la femme, et en général à toutes les parties muqueuses susceptibles d'être vues. En même temps le malade ressent une douleur plus ou moins vive au creux de l'estomac, de la chaleur au ventre, et de la sécheresse à la paume des mains; il éprouve de l'agitation, de l'inquiétude et de l'insomnie. Souvent il lui semble que des feux lui montent au visage. Quelquefois l'appétit est augmenté, les forces et les passions sont plus grandes; d'autres fois l'individu est porté à la lubricité; quelquefois aussi la diarrhée se manifeste, pour s'arrêter quand l'inflammation est arrivée à un degré tel que l'estomac refuse tout. Ce n'est qu'un état menaçant de la maladie, dont l'explosion peut se faire par une indigestion, par la colère, le froid, le chaud, etc. Quand cela arrive chez un individu fort, on peut l'arrêter facilement par la diète et l'eau, tandis qu'on l'aggrave par le vin, le pain, la viande, etc. Quelquefois des symptômes sympathiques s'y joignent, par exemple un sentiment d'ivresse, la céphalalgie, la tristesse, l'inquiétude, etc., etc.

Lorsque le début de la gastrite est subit, on est tout à coup saisi par l'ensemble des symptômes de cette affection, sans précurseurs. Les poisons, les passions violentes, le froid, l'insolation, une commotion sur l'estomac, la suppression d'une hémorrhagie à la suite d'une frayeur, en sont souvent les causes déterminantes.

On a vu la gastrite causée par des miasmes contagieux débuter de ces deux manières, mais plus souvent de la seconde.

Lorsque la maladie est déclarée, il arrive ce qui suit : tous les symptômes décrits ci-dessus s'exaspèrent ; ils se réduisent en dernière analyse, 1° à ceux tirés de la lésion des fonctions de l'estomac ; 2° à ceux fournis par l'état douloureux qu'éprouve cet organe ; 3° à ceux qui résultent du trouble général qui s'empare de l'économie.

Les premiers supposent qu'il existe dans l'estomac une irritation soit primitive, soit sympathique. Ainsi quand une personne dit ne pas avoir d'appétit, qu'elle refuse les ingesta, surtout les stimulants de haut goût, les bouillons gras, le vin et les substances animales ; qu'elle désire au contraire des boissons froides, rafraîchissantes, telles que la limonade ; qu'elle vomit les boissons irritantes ; dans un degré plus élevé, les substances mêmes les plus adoucissantes ; et, dans une nuance encore plus prononcée, quand elle éprouve des efforts de vomissements, quoique l'estomac soit vide, on ne peut qu'attribuer tout cela à la sur-irritation de l'estomac. Souvent

de vives douleurs accompagnent les vomissements; quelquefois le malade éprouve un goût
de bile ; les matières vomies sont les aliments,
les boissons, la bile, du mucus, de l'humeur
pancréatique. Si le foie partage l'irritation, la
bile s'écoule par flots, et dans les vomissements
et dans la défécation ; il y a, selon les auteurs,
cholera morbus. La nuance la plus forte de gastrite est celle où tous les organes sont dans une
telle constriction, qu'on ne peut rien faire avaler
au malade.

L'autopsie nous montre alors l'estomac durci,
contracté, quelquefois au point d'être plus petit
qu'un intestin, coriace, et rouge à son intérieur.
D'après tout ce que nous venons de voir, on sent
que toute digestion est suspendue.

2° *Signes tirés de la douleur.*

Dans l'état physiologique, l'estomac ne donne
au *sensorium commune* que de faibles marques
de sa présence ; mais dans la gastrite, l'âme acquiert une douloureuse preuve de l'existence de
cet organe. En effet, tantôt on n'éprouve qu'une
sensation pénible, une simple exaltation de la
sensibilité gastrique; tantôt la douleur est extrêmement vive à la moindre pression, quand la

gastrite est intense et produite par les poisons ; mais la douleur ne répond pas toujours à l'épigastre ; le sentiment qu'elle cause est celui de pincement ou de torsion , de brûlure ou de ponction avec une épingle. Le point douloureux paraît quelquefois être sous le diaphragme , le sternum , derrière les mamelles , entre les omoplates ; tantôt il se fait ressentir à l'hypochondre droit, et semble appartenir au foie ; tantôt c'est à gauche, parce que le fort de l'inflammation est au grand cul-de-sac ou au cardia. Dans ce cas , le bras et l'épaule du même côté sont le siége de douleurs plus ou moins vives , et d'autres phénomènes plus ou moins marqués ; d'autres fois, la sensibilité de la gorge est tellement accrue, que la parole et la déglutition sont gênées , quelquefois même totalement suspendues.

3° *Signes sympathiques.*

Le premier et le plus évident est la constipation avec ou sans vomissement. Ceux-ci se manifestent tant que la gastrite n'est pas encore parvenue à un degré assez intense pour empêcher l'estomac d'admettre les substances qu'on lui présente. Dans ce dernier cas, il n'y en a aucun. Le ventre est rétracté et sans météorisme ;

les urines sont supprimées, parce que l'estomac n'absorbe aucun fluide ; toutes les sécrétions extérieures sont suspendues ; la peau est sèche, collée sur les muscles, et couverte de vergetures rouges ; toutes les ouvertures des membranes muqueuses sont rouges et arides ; la langue offre de la rougeur à son pourtour et à sa pointe ; l'intérieur de la bouche se couvre d'aphtes ; il existe ordinairement une céphalalgie frontale sur-orbitaire, la prostration des muscles, une tendance à l'immobilité, et des douleurs des articulations, surtout des supérieures : ce genre de sensibilité diminue ou augmente avec celle de l'estomac. La respiration se fait avec douleur et anxiété quand l'inflammation a lieu au cardia. Certains individus ont une toux à secousses, des crachements de sang, qui d'abord feraient croire à l'existence d'une pneumonie. Ces efforts continuels de vomissements que font quelques malades déterminent un mutisme complet et analogue à celui que produisent quelquefois des vers existants dans l'estomac. Des sujets sont très loquaces ; d'autres ont un délire sombre ou furieux : l'état du pouls varie ; fort et fréquent dans la gastrite aiguë, il est large et plein chez les individus sanguins, parce que presque toujours il y a concomitance d'une congestion pulmonaire; le plus souvent il est petit, serré et concentré. La morosité, un air abattu, des pressentiments funestes, l'altération des traits de la face, le froid des extrémités, en même temps que la chaleur est très vive, âcre et mordicante au centre, sont autant de symptômes sympathiques de cette affection.

Marche de la gastrite.

Le point le plus important est de bien traiter cette maladie, qui n'a point de marche fixe, de durée limitée, ni de crises certaines. Lorsqu'elle est prise à temps et bien traitée, elle peut se terminer en vingt-quatre, trente-six, quarante-huit heures, comme nous en avons un assez grand nombre d'exemples. Elle se termine d'autant plus promptement que l'inflammation est moindre et la fièvre légère; mais quand elle est intense, avec une fièvre violente, il en résulte une gastro-entérite qui est beaucoup plus difficile à arrêter.

Les signes qui indiquent que la maladie tend à la guérison, et d'après lesquels on peut prononcer avec certitude, sont : la diminution de la tension de la chaleur et de la douleur de l'épigastre ; le développement du pouls, le rétablisse-

ment de la chaleur et de l'exhalation de la peau,
qui devient souple, halitueuse, et douce au
toucher; la disparition de la rougeur et de la sécheresse de la langue, de la conjonctive et de
toutes les origines des membranes muqueuses,
qui pâlissent et s'humectent. Alors l'écoulement
des urines se rétablit; des vents s'échappent par
l'anus; les douleurs, moins circonscrites, s'éten-
dent en diminuant, et la convalescence vient
d'elle-même. Mais si l'on emploie des stimulants,
des toniques, si l'on donne des aliments, la marche de la maladie change, et les phénomènes
nerveux se multiplient; il survient un délire furieux, des convulsions, qui quelquefois sont si
violentes qu'elles font mourir le malade à l'instant. Ce dernier rejette toutes les boissons, même
les plus rafraîchissantes; il est dans une agitation extrême, dans des angoisses terribles, et
finit par tomber dans la stupeur, l'insensibilité,
et expire. Les traités de maladies épidémiques et
de typhus nous en fournissent un grand nombre
d'exemples.

De la gastro-entérite.

Quand la gastrite traitée par les stimulants ne
guérit pas en quelques jours, l'inflammation de

l'intestin grêle ne tarde pas à se déclarer ; l'estomac perd de sa contractilité , et reçoit tout ce
qu'on y ingère ; la soif et la chaleur augmentent;
la stupeur survient , si elle n'existait pas déjà ;
la langue devient croûteuse ; le ventre se météo-
rise , ce qu'il faut attribuer à ce que les intestins ne sont pas enflammés dans toute leur étendue , et que les parties enflammées se resserrent;
de là autant d'étranglements qui emprisonnent
dans les portions d'intestin qui leur sont intermédiaires les matières et les gaz , dont le séjour
et l'expansion font ainsi acquérir un volume
énorme aux intestins, et donnent lieu à cet état
qui a reçu le nom de météorisme.

Dans cette complication de l'inflammation de
l'intestin grêle avec la gastrite , ou mieux dans
la gastro-entérite , le reflux de tous les ingesta
n'a pas lieu. Les malades sont avides de boissons
émollientes et adoucissantes , froides et acides;
l'absorption se fait avec une rapidité étonnante ,
et ces boissons éteignent un peu l'ardeur qui les
dévore : tous les autres symptômes de la gastrite
existent au plus haut degré. La grande violence
des symptômes de cette dernière affection pourrait faire douter de l'existence de l'inflammation
de l'intestin grêle. Mais , de ce que le principal
foyer d'irritation est dans l'estomac , lorsque ce

viscère rejette une grande partie des substances, même les plus adoucissantes, il n'en faut pas conclure que l'entérite n'a pas lieu. D'ailleurs nous sommes convaincus que la gastro-entérite est bien plus fréquente que la gastrite pure et simple.

Cette maladie se présente sous plusieurs formes, qui lui ont fait donner, par des auteurs qui ne l'ont pas reconnue, différents noms vagues et insignifiants. Les symptômes de cette maladie présentent des modifications selon le tempérament, le climat, l'âge, le sexe, le traitement, etc., etc.

Première forme. Elle offre tous les symptômes de la fièvre bilieuse ou gastrique des auteurs; elle est caractérisée par des frissons, un sentiment de lassitude dans les membres, une grande soif, une chaleur âcre et mordicante à la peau; par la rougeur de la langue et des yeux, la céphalalgie sus-orbitaire sans prostration ni délire; et par le développement du pouls, avec redoublement marqué vers le soir. Quoique abandonnée à elle-même, elle se termine quelquefois du troisième au quatorzième jour. Des selles abondantes, des urines copieuses, des sueurs, des hémorragies, chez les sujets sanguins, se déclarent le plus souvent, et constituent ce qu'on appelle les crises. Lorsque la torpeur des intestins disparaît dès le commencement, la diarrhée se manifeste.

Deuxième forme. Cette forme succède souvent à la précédente, étant déterminée par le mauvais traitement ou autres circonstances. C'est une gastro-entérite parvenue à un bien plus haut degré (fièvre putride, adynamique des modernes). Elle se reconnaît aux soubresauts des tendons, à l'état de la langue, qui est fuligineuse, sèche, resserrée, tremblante, contractée et pointue ; à la grande difficulté ou à l'impossibilité d'articuler des sons ; à la rougeur et au desséchement, puis à la couleur brune de toutes les origines des membranes muqueuses. L'intérieur de la bouche est couvert d'une couche noire et fuligineuse, ou d'une bave épaisse ; les sueurs, les urines, les matières alvines, en un mot toutes les excrétions exhalent une odeur infecte. Le malade est dans un état analogue à l'ivresse. Tous les muscles sont dans une prostration apparente, excepté ceux de la respiration. Cette prostration provient de l'abandon des forces, qui se concentrent dans les points enflammés. En effet les forces ne sont point d'abord diminuées, puisque, si on les provoque par des paroles dures, les malades se lèvent brusquement et déploient une énergie telle, qu'on est à l'instant convaincu que l'adynamie

n'est point réelle, mais que l'irritation des viscères enchaîne les puissances musculaires. La
respiration devient difficile, et par la torpeur,
comme dans le sommeil, et par l'affluence du
sang dans les vaisseaux pulmonaires chez les individus forts et sanguins qui n'ont pas encore
été saignés. Ces vaisseaux ne peuvent être dis-
tendus sans comprimer les vésicules aériennes,
qui alors n'admettent l'air que difficilement et en
petite quantité ; de là la fréquence du pouls et la
gêne de la respiration. Les soubresauts des tendons sont causés par des contractions involon-
taires et désordonnées des muscles, de même
que le tremblement de la langue..

Troisième forme. Elle nous représente d'une
manière claire et exacte la fièvre ataxique ou maligne. Elle est caractérisée par l'irrrégularité des
fonctions, par un délire qui est relatif au tempérament des malades. Ce délire est gai ou triste,
sombre ou furieux ; il est avec insomnie ou somnolence. La sensibilité des sens est quelquefois
obtuse, mais le plus souvent exaltée : les yeux
sont vifs. et brillants, la conjonctive sèche ou
humide ; l'ouïe est fine ou nulle ; les réponses
sont brusques ou impossibles ; l'agitation, la
carphologie, l'abattement, les soubresauts des
tendons, etc., etc., sont autant de signes dis-

tinctifs de cette forme de gastro-entérite. Tous ces symptômes dépendent uniquement de l'état particulier de l'individu, en vertu duquel les voies gastriques enflammées exercent des sympathies plus prononcées sur l'encéphale. C'est de la prédominance de quelques uns des phénomènes exposés ci-dessus, que les auteurs ont formé des fièvres syncopale, céphalalgique, soporeuse, délirante, convulsive, nerveuse, etc.; mais, d'après ce que nous venons de dire, il est facile de juger de la valeur de ces différentes dénominations que l'on se représentait comme autant d'êtres particuliers, et dont la confusion se serait accrue de jour en jour par l'addition de mots nouveaux qu'il aurait plu à chacun d'inventer, si la physiologie aidée de l'ouverture des cadavres ne nous eût éclairés.

Les deux formes précédentes peuvent exister en même temps; de là la dénomination mixte des modernes, fièvre adynamo-ataxique (putride-maligne). Dans cette forme mixte le cœur semble partager la prostration dans laquelle tous les muscles paraissent être plongés; le pouls, de fort qu'il était, s'affaisse et se déprime ; la respiration est également très difficile, lente et petite : en outre, l'on observe la réunion des symptômes des deux formes précédentes.

Quatrième forme. Celle-ci n'est que la gastro-entérite portée au plus haut degré, nommée pour cela fièvre ardente (*causus de cort. ant.*). C'est cette forme que l'on observe chez des sujets forts, sanguins et irritables ; dans des constitutions atmosphériques chaudes. Ses symptômes distinctifs sont une violente douleur de tête , une chaleur brûlante de la peau , une soif ardente et insatiable, une rougeur très vive de la langue, une douleur excessive à l'épigastre, et un pouls fort et très fréquent ; tout annonce que l'intérieur du corps est embrasé et comme en combustion.

Cinquième forme. Lorsque les individus sont naturellement d'un tempérament muqueux, lymphatique, ou qu'ils l'ont acquis par un régime aqueux et débilitant, plusieurs membranes muqueuses, avec la gastro-intestinale , sont frappées d'inflammation. Cette dernière forme a pour caractère tous les symptômes de la prétendue fièvre muqueuse. Ces symptômes sont une sécrétion copieuse d'un mucus blanc, l'apparition d'aphtes, une salivation abondante, l'urodynie, la leucorrhée, souvent un catarrhe général, la langue rouge sur ses bords, et muqueuse à son centre, le météorisme, une sueur épaisse qui couvre toute la peau ; les articulations et les membres, qui sont gonflés et œdémateux, font éprouver aux malades des douleurs contusives et obtuses. A ces symptômes se joignent des pustules sébacées qui naissent au pourtour des lèvres et des ailes du nez; je joins, en outre, l'écoulement abondant des oreilles, et l'état chassieux des yeux.

Sixième forme. Cette même affection a reçu le nom de fièvre algide, lorsque la chaleur ardente de l'épigastre est concomitante au froid partiel et permanent des extrémités.

Septième forme. L'épigastre est-il le siége d'une angoisse extrême dans sa portion sous-diaphragmatique, des sanglots se font-ils entendre : fièvre singultueuse est le mot dont on a qualifié cet état particulier.

Huitième forme. Enfin, le nom de suette, *sudor anglicus*, lui a été donné toutes les fois qu'une grande sueur inonde sans cesse le malade.

Toutes ces dénominations de fièvre bilieuse, adynamique, ataxique, muqueuse, ardente, singultueuse, suette, etc., ne représentent que des gastro-entérites développées par le même mécanisme, mais présentant seulement quelques modifications, selon l'intensité de l'inflammation, l'âge, le tempérament du sujet, et d'autres circonstances. Cette affection est lente et moins intense chez les lymphatiques, en raison de leur décoloration, du peu d'activité de leur système sanguin ; ce que manifeste assez la rondeur de leurs formes, qui est due à la graisse. On voit cette dernière espèce de gastro-entérite se développer chez les femmes grasses, huileuses, et qui ont une espèce de vernis sur le corps.

Variétés relatives aux âges.

Espèce qui appartient aux enfants.

Les enfants présentent des différences qui proviennent de la grande liaison qui existe entre l'abdomen et le cerveau, de l'activité et de l'intensité des sympathies de leurs organes.

Les principales différences sont la rougeur très vive de la langue, la chaleur toujours très âcre de la peau, la prostration et la stupeur dès le début. Le pouls est beaucoup plus vif, plus fréquent, plus développé que chez l'adulte ; il s'établit très souvent une congestion dans le poumon ; le météorisme se manifeste facilement, parce qu'il se dégage beaucoup de gaz, et que le bassin rétréci ne renferme que peu d'intestins. La soif est très vive dans le début, les soubresauts des tendons se déclarent promptement, avec fa-

cilité, et sont très prononcés ; mais bientôt l'état
comateux devient prédominant, et fait disparaître la soif; les expressions de la douleur et le
délire simulent une inflammation encéphalique.
Celle-ci existe aussi bien souvent secondairement ou primitivement à la gastro-entérite, et
alors l'appareil morbide est à peu près le même ;
c'est pourquoi jusqu'à présent on n'a fait attention qu'à l'encéphalite, dont les symptômes gastriques ont été regardés comme le cortége insé-
parable.

Il est certain que les enfants sont plus disposés
que les adultes aux phlegmasies du cerveau à
l'occasion des gastrites, parce que l'organe encéphalique est dans l'époque de son développement ,.et qu'à raison de l'activité de ses sympathies, les agents d'irritation, à la tête desquels il
faut placer l'inflammation des voies gastriques,
l'impressionnent plus vivement qu'aux autres
âges de la vie. Aussi, toujours chez eux le délire
est plus violent, l'assoupissement plus profond,
la dilatation des pupilles plus grande, etc., etc.
Ces dispositions nous expliquent non seulement
la fréquence de la complication des deux phlegmasies, mais encore pourquoi l'irritation cérébrale développée par la gastro-entérite devient
souvent prédominante, et ne tarde pas à effacer

une partie des symptômes de l'affection primitive. Enfin , nous avons encore par là l'explication du développement de la gastro-entérite secondaire à l'affection de l'encéphale.

Si les auteurs sont toujours restés dans l'erreur au sujet de ces complications, c'est que, plus attentifs à l'affection encéphalique, ils méconnaissaient l'altération gastro-intestinale, dont ils ne cherchaient nullement à s'assurer à l'ouverture du corps ; et il est d'observation que nous ne trouvons pas constamment l'altération du cerveau à l'autopsie, quoique l'ensemble des symptômes de l'irritation de cet organe ait existé. Cette remarque a déterminé quelques médecins à jeter les yeux sur la membrane muqueuse des voies digestives : tantôt ils l'ont trouvée ramollie, d'autres fois détruite ; ce qu'ils ont attribué à un état de paralysie, se gardant bien de prononcer le mot inflammation. L'observation apprend également que l'inflammation primitive du cerveau, nommée hydrocéphale aiguë, est cent fois moins fréquente que la gastro-entérite.

Chez les vieillards la gastro-entérite est moins intense que chez l'adulte : elle est apyrétique ou pyrétique. Le premier cas se trouve compris parmi les gastro-entérites chroniques, dont il sera parlé ailleurs ; le second diffère de la gastro-entérite aiguë ordinaire, par l'intensité bien moindre de la chaleur, des douleurs de la tête et des membres, en un mot de toutes les sympathies. La rougeur de la langue n'existe pas toujours ; la fréquence du pouls et les phénomènes nerveux sont moins intenses. En général, la fréquence du pouls, la rougeur de la langue et l'agitation des muscles sont en raison inverse de l'âge.

La forme dite fièvre muqueuse est plus fréquente chez la femme que chez l'homme, parce que l'action du système muqueux est prédominante chez elle, et les sécrétions beaucoup augmentées ; si les femmes sont grasses et indolentes, sans prédominance du système muqueux, la phlegmasie a de l'analogie avec celle des vieillards. Les hommes forts appètent les boissons acides ; les enfants, les femmes les refusent assez souvent, et sont avides de boissons mucilagineuses, comme une solution de gomme arabique, une décoction de racine de guimauve avec un sirop, etc.

Les complications vermineuses existent souvent chez les enfants, les vieillards, les femmes, blondes, et les hommes qui se nourrissent de végétaux. Mais comme cette complication s'observe aussi chez les individus forts, robustes, elle ne constitue pas une différence essentielle.

Différences qui existent entre la gastrite et la gastro-entérite.

Nous venons d'exposer les phénomènes de la gastrite : nous avons vu qu'elle pouvait se terminer heureusement par la diminution progressive des symptômes et sans complication d'entérite ; nous l'avons encore vue s'élever à un très haut degré, se terminer par la mort, dans un état convulsif ; d'autres fois se prolonger dans le canal intestinal, et établir la maladie que nous appelons gastro-entérite. L'inflammation peut commencer par l'intestin grèle (entérite) ; alors l'estomac est affecté secondairement. On voit donc que la gastro-entérite a deux manières de se déclarer.

Comment distinguer la gastrite simple ?

On reconnaît que la phlegmasie est bornée à l'estomac par les signes suivants : inappétence, refus ou rejet des boissons, douleur plus ou moins vive à l'épigastre, suppression des sueurs et des urines, constipation.

L'on est averti que la phlegmasie s'étend au canal intestinal : 1° par le plaisir qu'éprouve l'individu à prendre des boissons aqueuses ; 2° par l'activité avec laquelle se fait l'absorption ; 3° par l'état de la langue, qui est sèche, rouge à ses bords, tandis que le milieu est encroûté ; 4° par la rougeur des yeux ; 5° par la chaleur brûlante de la peau ; 6° par le météorisme.

La gastro-entérite peut, si l'art intervient, s'arrêter et se terminer favorablement. Se termine-t-elle promptement, ordinairement la crise a lieu par les sueurs ; chez les jeunes sujets, par les hémorrhagies ; chez les femmes, par le flux menstruel. Les hémorragies qui arrivent dans ce cas, provoquées par la nature ou par l'art, sont très abondantes et quelquefois difficiles à arrêter. Nous avons souvent vu l'application d'un petit nombre de sangsues à l'épigastre être suivie d'un écoulement de sang si considérable, que le malade tombait en défaillance : aussi la maladie avortait, et le lendemain elle avait disparu.

On ne saurait assigner une marche absolue à cette maladie ; car elle peut se prolonger un temps assez considérable, et avoir une terminaison funeste, comme se terminer promptement et d'une manière heureuse. Quelquefois la diarrhée sert de crise. Quand la maladie continue d'augmenter d'intensité, par quelque cause que ce soit, l'adynamie se manifeste par les raisons déjà plusieurs fois énoncées. La figure de-

vient livide ; les lèvres, les dents, les gencives,
la langue se couvrent de croûtes fuligineuses ;
les fonctions cérébrales languissent ; la prononciation devient pénible ; les sens externes sont
dans un état semblable à celui que produit l'ivresse. Les anciens donnèrent à cette modification de gastro-entérite le nom de fièvre putride :
1° parce que les produits des déjections et des
sécrétions exhalent une odeur insupportable :
mais la plus légère irritation gastrique leur donne
cette odeur, qui est due à un changement qu'éprouvent les fluides sécrétés ; on l'observe encore dans d'autres affections, telles que l'angine,
le coryza, les blennorrhées et les leucorrhées ;
2° parce que les cadavres se putréfient promptement après la mort (ce qui s'observe surtout
dans les voies gastriques). Ces grands maîtres
n'étaient pas loin de la vérité ; ils ne leur manquait que la physiologie pour rectifier leurs
idées : car ils dirent que toutes les fièvres commençaient par être inflammatoires, mais que le
sang corrompu par leur prolongation putréfiait
ensuite les viscères.

M. *de Lavalade* a prouvé, dans une dissertation inaugurale (1), que les plus célèbres mé-

(1) *Diagnostic des Phlegmasies aiguës de la poitrine.*
Paris, 1816.

decins, depuis Hippocrate, ont attribué la fièvre
à l'inflammation. Ils avaient tous remarqué que
plus on stimulait les sujets, plus la malignité et
la putridité faisaient de progrès ; ce qui n'avait
pas lieu lorsque l'on traitait par les antiphlogistiques. Ils croyaient donc que la putridité résul-
tait constamment de l'excès d'inflammation ; et
c'est à l'appui de cette théorie qu'ils ont employé
les saignées avec succès.

On a remplacé cette théorie par une autre
beaucoup plus mauvaise. En effet, si la doctrine
de la putridité engageait quelquefois à abuser
des purgatifs, plus fréquemment encore elle
portait à donner les boissons acidules, qui sont
les moyens les plus utiles dans les fièvres ; tandis
que la doctrine de l'adynamie ne conduit qu'à
prodiguer les stimulants, dont l'effet est presque
toujours désavantageux.

Quand la maladie n'a pas été traitée convenablement, l'adynamie des modernes survient ;
d'autres fois c'est l'ataxie. La différence doit être
attribuée à la nature des stimulants et à la constitution de l'individu.

Cet état d'ataxie s'observe avec stupeur ou agitation. C'est ainsi que l'ivresse endort les uns et
rend les autres furieux ; cependant, quand la
gastro-entérite a pour cause les miasmes putrides,

la stupeur prédomine, tandis que c'est quelquefois l'ataxie, quand un autre stimulant en est la cause. Le nom de malignité a été donné à ces symptômes ataxiques, parce qu'on avait souvent remarqué qu'au moment où le malade paraissait le moins en danger, la mort venait le surprendre.

Les symptômes de la gastro-entérite parvenue au degré qui rentre dans l'adynamie et dans l'ataxie des auteurs, se rapportent aux sympathies des différents organes; nous allons les rappeler, en les considérant dans chaque organe en particulier.

1° *Cerveau :* coma, somnolence ou insomnie; délire sombre ou furieux, gai ou triste; vertiges.

2° *Yeux :* rougeur de la conjonctive, sécheresse de cette membrane ou larmoiement, regard farouche ou tranquille, fixe ou égaré, yeux rougeâtres et chassieux.

3° *Ouïe :* finesse extrême, sensibilité exaltée, ou affaiblissement de ce sens.

4° *Odorat et goût :* ordinairement très affaiblis et souvent nuls.

5° *Face :* expression dure de la physionomie, ou très abattue, et affaissement des traits.

6° *Viscères :* respiration accélérée et difficile, imminence de congestion pulmonaire, coliques violentes, diarrhée ou constipation, vomissements, météorisme ou rétraction du ventre, pouls petit, fréquent et serré, ou très fort et développé quand il existe une congestion pulmonaire.

7° *Voix :* loquacité ou aphonie.

8° *Muscles :* tremblement des tendons, quelquefois tétanos, carphologie, prostration.

9° *Peau :* chaleur âcre et mordicante, froid des extrémités, sécheresse ou sueur épaisse. La perte des forces est d'autant plus dangereuse qu'elle est plus considérable.

L'on remarque surtout ces symptômes d'ataxie chez les individus nerveux qui ont fait un abus prompt et considérable des liqueurs alcohoïques, qui ont éprouvé des chagrins, etc.

Souvent il arrive, si le traitement n'est pas convenable, que les malades succombent tout à coup à cette agitation générale, symptôme des plus fâcheux.

Quant au terme de cette maladie, on ne peut point lui en assigner de positif, soit qu'elle se termine par la mort, soit qu'elle arrive à guérison.

Lorsqu'elle passe à l'état chronique, la fièvre hectique se déclare. Cette fièvre prend le nom de tabès, d'atrophie, de carreau, chez les enfants.

Autopsie.

Lorsqu'un malade meurt d'une gastro-entérite simple, on trouve la membrane muqueuse épaissie, rougeâtre, et l'estomac est rétréci et comme crispé. Si la mort a eu lieu de bonne heure, on observe la muqueuse de l'intestin grêle rouge, enflammée dans quelques points de l'étendue de sa portion supérieure ; mais, après un temps assez long, trente, quarante, cinquante jours, toute sa longueur est affectée du plus ou du moins ; on y rencontre du rouge, du brun, du noir, du violet, des végétations, des ulcères, etc. Il est bon de remarquer que souvent l'extérieur des intestins a l'apparence de la plus grande intégrité au moment de l'ouverture, au point de tromper ceux qui n'en seraient pas prévenus; c'est que les circonvolutions qui sont saines, se présentent seules d'abord distendues par le gaz ; mais si on les soulève, on découvre au dessous les portions malades que le mésentère, rouge et contracté, a rapprochées des vertèbres; les ganglions sont enflammés, gonflés, épaissis et durcis, toujours dans les endroits qui sont en correspondance avec la portion de la membrane muqueuse altérée. On rencontre assez souvent des invaginations formées par deux portions d'intestin, l'une saine, et l'autre malade ; toujours la portion supérieure s'invagine dans l'inférieure. Ces invaginations nous donnent la connaissance du volvulus, de l'ileus, contre lesquels on a conseillé d'avaler des balles de plomb, du mercure, etc. Il est faux que dans ce cas il y ait constamment des vomissements de matières fécales ; ils ont lieu seulement lorsque l'on irrite trop l'estomac par des médicaments qui jouissent de cette propriété au plus haut degré. C'est alors que l'inflammation du péritoine s'ajoute à celle des autres tuniques; on en est averti par la sensibilité du ventre, qui se manifeste en pressant de manière à faire glisser l'une sur l'autre les surfaces péritonéales. Quant à l'inflammation de la muqueuse-intestinale, elle ne fait presque jamais éprouver aucune douleur sensible à la pression à travers les parois abdominales, mais sympathiquement dans les membres et dans le cerveau. Si le ventre est douloureux au toucher, cette douleur est aussi sympathique, et réside dans les muscles. Il est donc inutile de palper rudement, et à plusieurs reprises, l'abdomen, pour reconnaître le siége de l'inflammation.

Preuves de l'inflammation de la muqueuse dans la gastro-entérite.

Ces preuves sont puisées dans l'état de cette membrane pendant la vie et après la mort, et dans les sympathies qu'elle exerce sur les différents organes.

Pendant la vie, la soif, l'appétence pour les boissons rafraîchissantes, et le dégoût pour celles qui stimulent; la rougeur de toutes les membranes muqueuses apparentes; l'avantage qu'on retire des anti-phlogistiques, et les exaspérations par les stimulants; la diminution ou l'augmentation de la chaleur et des douleurs des membres, selon que l'on ingère des échauffants ou des rafraîchissants. *Après la mort*, la rougeur de cette membrane, lorsque le malade succombe dans le commencement; le rouge brun un peu plus tard; l'épaississement, une sorte de friabilité, et la couleur noire à une époque plus avancée; enfin, un mucus abondant, avec des ulcérations çà et là jusque dans le gros intestin, lorsque la mort a été précédée de la diarrhée. Cette maladie a-t-elle passé à l'état chronique, on voit des productions blanches mêlées avec la rougeur dans la muqueuse et dans les ganglions.

Pendant la vie diminue-t-on les stimulants, on calme et on apaise l'inflammation. Continue-t-on l'usage de ces substances, elle fait toujours des progrès. Il est facile, en alternant les antiphlogistiques et les stimulants, de faire cesser ou reparaître l'inflammation à volonté. En voilà bien assez pour convaincre de la vérité de ce que nous avançons.

L'on a cependant objecté qu'à l'ouverture de personnes mortes subitement, soit d'une attaque d'apoplexie, soit d'une chute ou d'un accès de colère, on a trouvé plus d'une fois l'estomac rouge.

Si l'on y réfléchit on reconnaîtra bientôt que toutes les sensations aboutissent à l'estomac, et que par l'excitation qu'elles y déterminent elles peuvent provoquer sympathiquement et d'une manière subite la rougeur de la muqueuse, où siége le sens interne de ce viscère. On saura également que dans cette circonstance la rougeur n'annonce que l'exaltation des propriétés vitales. On n'ignorera plus cette vérité si importante, que la rougeur varie à l'infini dans cet organe ; on saura que lorsqu'elle est légère, on ne doit la considérer que comme une simple disposition à l'inflammation qui existe réellement quand cette couleur est bien marquée : et c'est uniquement dans ce dernier cas que l'estomac, en agissant sur toute l'économie, fait paraître toutes ses sympathies. D'ailleurs , est - il permis d'ignorer que tout homme peut vivre long-temps avec de légères incommodités , mais sans altération notable de la nutrition, quoique ayant une inflammation modérée de l'estomac et des intestins grêles? Alors il est naturel qu'à l'ouverture du cadavre on trouve toutes les preuves d'une inflammation qui existait pendant la vie, mais dont les signes échappaient aux médecins peu attentifs. Les hommes âgés, jouissant d'une très faible sensibilité, nous en fournissent des exemples fréquents.

Nous allons maintenant nous occuper du pronostic.

Pronostic.

Dans la gastrite , considérée dans son état le plus simple, le pronostic doit varier. Il est plus ou moins grave selon que la prédisposition et les causes prédisposantes ont existé plus ou moins long-temps; selon que l'individu a été atteint ou non d'une autre maladie , avant l'invasion de la gastrite. Le traitement du commencement influe encore sur le jugement que l'on doit porter. At-il été approprié et bien dirigé, le pronostic doit être moins fâcheux que dans le cas contraire ;

c'est-à-dire lorsqu'on a traité par les stimulants.

Tant que les symptômes s'exaspèrent, la maladie doit être considérée comme n'ayant point cédé aux remèdes. Les symptômes restent-ils stationnaires pendant quelque temps, le médecin ne doit pas désespérer de son malade. Les personnes nerveuses et très irritables sont plus exposées que les lymphatiques, dont la sensibilité est très obtuse.

Lorsque la gastro-entérite est provoquée subitement, ou, pour mieux dire, lorsque son explosion est subite, et que le sujet n'y était pas prédisposé depuis long-temps, le cas est moins fâcheux. Qu'elle soit venue par exemple immédiatement après l'impression du froid, de la chaleur, ou à la suite d'un violent accès de colère, ou encore qu'elle ait été produite par l'ingestion d'une trop grande masse d'aliments dans l'estomac, on la guérit avec la plus grande facilité en agissant promptement.

Quand tous les symptômes qui ont été énumérés viennent à décliner, l'on peut juger que la guérison aura bientôt lieu.

Il est fort avantageux que la sécheresse de la bouche, de la langue, des yeux, etc., se change en humidité.

L'appétit qui succède à la soif indique que la

phlegmasie, terminée à l'estomac, se dissipe égale-
lement dans la partie supérieure de l'intestin
grêle. Quelquefois la peau est humide dès le commencement, et ce phénomène a lieu lorsqu'il s'y
joint une complication des irritations de parenchymes.

Il y a plusieurs degrés de vomissements relatifs aux lésions des fonctions gastriques.

Toutes les substances indistinctement sont-
elles repoussées par le vomissement, nul doute
que la phlegmasie est très profonde. Telle est
l'action des poisons ingérés dans l'estomac, qu'il
refuse pendant plusieurs jours tout ce qui lui est
présenté. Il faut s'armer de courage, et bientôt
la disposition aux vomissements se modère, et
l'estomac admet les substances adoucissantes; les
stimulants seuls sont rejetés. Tel est le deuxième
degré, qui est beaucoup moins grave que le premier, et qui nous annonce la diminution de l'inflammation.

Le décubitus a lieu dans la supination lorsque
la maladie est au plus haut degré : une position
plus naturelle est donc un signe favorable.

Si la soif, qui est un symptôme constant de la
gastro-entérite, ne peut être satisfaite, parce
que l'estomac s'y refuse, on doit en tirer un très
mauvais augure. Mais aussi, lorsque l'estomac

commence à admettre des boissons, et que la soif diminue, c'est un signe fort avantageux. Il en est de même quand la stupeur n'existe pas ; car elle annonce une vive altération de la partie supérieure du canal intestinal.

Un signe que l'on peut encore regarder comme favorable, c'est d'entendre le malade demander à manger, quoique la fièvre persiste ; c'est signe que l'irritation se calme dans l'estomac, quoique l'intestin grêle conserve encore de la phlogose, et absorbe avec une grande rapidité.

Malheur aux malades qui s'affaiblissent et ont de la répugnance pour les aliments, malgré la diminution de la chaleur et de la fièvre !

On doit tirer de mauvais présages si la soif persiste après l'application réitérée des sangsues.

La fièvre continue-t-elle avec une chaleur ardente, l'inflammation de l'intestin grêle existe, et son intensité est grande.

Il est avantageux que la stupeur, symptôme inhérent à l'affection de cette même portion du tube, vienne à cesser.

Lorsque la douleur que les malades éprouvent à la région épigastrique, s'étend et diminue d'intensité, l'on doit bien en augurer.

Un malade a-t-il la peau froide, le pouls petit et presque étouffé ; si l'application des sangsues et l'usage de l'eau de gomme relèvent le pouls, le développent, l'élargissent, si la stupeur diminue, ce qui indique que l'inflammation est moins intense, et que les sympathies exercées sur le cœur sont aussi moins fortes, on peut concevoir quelques espérances.

Quand la phlegmasie est excessivement intense, le cœur est enchaîné, et la peau est froide. L'inflammation n'est-elle pas assez violente pour produire ces deux phénomènes, le pouls est petit, serré, et la peau est sèche et brûlante.

Quand, à la suite de ces états de stupeur et d'asphyxie fébrile, le pouls s'élargit, qu'il devient un peu plus fréquent et que la peau est humide, l'état du malade est moins alarmant, surtout si les autres symptômes sont moins graves, tels que la soif et l'état stupide et grippé de la face; mais si l'élargissement du pouls provient d'une irritation pectorale, il cesse d'être avantageux; la coïncidence des phénomènes nerveux donne alors une juste crainte.

Lorsque la chaleur âcre se dissipe, on peut être assuré que l'état morbide des membranes diminue.

Cette chaleur âcre subsiste-t-elle, les voies gastriques sont vivement enflammées.

Si, lorsque la chaleur ainsi que les autres

symptômes sont tombés, l'on permet des aliments, on court le risque de faire renaître l'inflammation, car il est d'observation que la moindre imprudence peut causer la mort.

On doit porter un pronostic fâcheux, et prononcer que la maladie s'exaspère au lieu de s'affaiblir, lorsque la fréquence du pouls augmente; qu'il devient petit, faible, tremblant, intermittent; que les muscles, agités par de petites secousses, donnent lieu aux soubresauts des tendons, remarquables surtout aux fléchisseurs de la main; lorsque le tremblement de la langue s'exaspère.

Signes tirés de la physionomie.

Quand l'inflammation est forte, les traits sont comprimés, resserrés, les joues et les yeux se cavent, ces derniers sont à demi ouverts; la cornée transparente est tournée en haut, elle paraît terne; le teint est plombé.

Dès que l'irritation cesse, la face s'épanouit, se colore; les yeux, qui étaient secs, deviennent humides; quoique l'on ne donne que de l'eau simple au malade, l'extérieur du corps prend de l'expansion et les forces se relèvent, à la grande surprise des tonificateurs de profession.

Signes tirés de la langue.

Dans l'état inflammatoire la langue est rouge, sèche, pointue, contractée, convulsive, tremblante ; le malade l'oublie, pour ainsi dire, sur les lèvres, lorsqu'il l'a montrée au médecin.

Lorsque le mucus fuligineux, le tapis brun, noir, qui sont très significatifs, se dissipent, que la salive commence à paraître et que la langue s'élargit et blanchit, la convalescence approche. Le rétablissement de cet organe n'annonce pas que la portion inférieure du canal digestif cesse d'être enflammée.

Il est à remarquer aussi qu'il y a des individus chez lesquels tous ces symptômes n'existent pas.

Si, quand ces symptômes indiqués diminuent, la fièvre persiste avec chaleur forte au ventre, il faut se tenir sur ses gardes, parce que la partie inférieure est encore enflammée.

La rougeur de la gorge doit être prise en considération.

Signes tirés du ventre.

Dans la gastrite simple, le météorisme est assez rare ; mais, dans la gastro-entérite, le ventre est presque toujours un peu météorisé ; cela vient

de ce que l'intestin est distendu par les gaz
que crée le mucus de la membrane irritée. On
voit donc bien que le météorisme ne dépend
point de la faiblesse des tuniques musculeuse
et séreuse.

Quand ce météorisme existe depuis long-
temps, et qu'il est considérable, on peut redouter une péritonite.

Si les urines, qui d'abord avaient été suspendues, se rétablissent, c'est un signe favorable.
Il faut ici faire remarquer que leur suppression
ne dépend pas toujours, comme on l'a dit, de
la paralysie de la vessie, mais plus souvent de
ce que l'inflammation s'est manifestée à son col,
ou de la nullité de la sécrétion urinaire. L'application de quelques sangsues, puis des fomentations sur la région de la vessie, font cesser
cet état.

Signes nerveux.

Il est un symptôme très fâcheux qui indique
une forte affection du cerveau, c'est la difficulté d'étendre l'avant-bras; cette difficulté vient
d'une résistance involontaire que le malade oppose à la traction que l'on exerce.

Les soupirs du malade annoncent une grande

anxiété, effet ordinaire de l'irritation de la région cardiaque de l'estomac.

Quelques malades poussent des cris terribles, lorsque la diminution de la stupeur leur permet de percevoir la douleur. On a beaucoup à craindre de cet excès de sensibilité : ils peuvent périr tout à coup.

Le délire est en raison directe de l'irritation de l'appareil alimentaire. Il est fort désavantageux que le délire se change en coma ; dans ce cas, l'autopsie fait presque toujours rencontrer un épanchement dans le sac arachnoïdien.

Il est très avantageux que les forces soient distribuées d'une manière égale. Toujours il faut un concours de symptômes favorables pour faire bien augurer.

Traitement de la gastrite et de la gastro-entérite.

Le traitement de ces maladies fait la partie principale de leur histoire. Ce que les anciens nomment fièvres, a été considéré par eux comme devant parcourir des périodes déterminées, c'est-à-dire, devant avoir un début, un augment, un état et un déclin. Nous avons fortement combattu cette opinion qui s'oppose tant aux progrès de la médecine et à la guérison des malades.

Nous n'avons pas voulu par là soutenir qu'une inflammation abandonnée à elle-même ne parcourait pas ces périodes, mais nous avons avancé qu'il n'est jamais nécessaire de les lui laisser paisiblement parcourir. On doit, au contraire, arrêter ces maladies par des moyens appropriés, dans quelque période qu'elles puissent être. Ainsi, quand la gastrite a un début très violent, il faut des moyens très énergiques.

Par exemple, quand le pouls est plein, qu'il bat avec force, que l'extérieur du corps est coloré, que la chaleur est vive, que l'abattement est considérable, nous devons présumer une forte lésion qui réclame de puissants modificateurs.

Il serait à souhaiter que nous eussions des sédatifs du système sanguin qui ralentissent l'action du cœur, et qui anéantissent dès sa naissance la maladie dont nous nous occupons, mais nous n'en connaissons pas. Nous ne pouvons faire usage que de l'eau pure, des boissons acidulées, telles que l'eau édulcorée avec le sirop de guimauve, de capillaire, d'althæa, de gomme arabique, d'orgeat, selon le goût et l'idiosyncrasie de l'individu. Nous soustrayons aussi les stimulants physiques et moraux.

Si les symptômes sont très violents, nous ne pouvons enlever de suite ces maladies, mais il nous est possible de les abréger. Les anciens, qui ne savaient faire ni l'un ni l'autre, les ont laissées parcourir leur marche; aussi leur ont-ils assigné des périodes, et ont-ils souvent remarqué des terminaisons par les crises, telles que les sueurs, les selles, les hémorrhagies, les abcès, etc. Ils n'ajoutaient pas d'abord, il est vrai, à l'intensité de la maladie, mais ils ne la diminuaient pas. Venaient-ils à observer de l'augmentation dans les symptômes, et surtout dans la chaleur, ils se décidaient à saigner. Quand ils croyaient que les forces abandonnaient les malades, et qu'ils voyaient arriver la prostration, c'était alors qu'ils appelaient à leur secours de plus puissants moyens; mais, plus frappés de la putridité que de la faiblesse, ils administraient les purgatifs acidules et muqueux, tels que la casse, les tamarins, l'émétique en lavage, le petit-lait, l'eau de poulet. Depuis l'époque de Brown, on employait tout ce que la matière médicale a de plus énergique pour stimuler. Les symptômes nerveux venaient-ils à paraître, les antispasmodiques étaient mis en usage. Leur emploi était dû à ce qu'ils avaient eu du succès dans le traitement de quelques névroses légères. Cette médecine est totalement fausse.

D'abord, les purgatifs sont plus nuisibles qu'u-

tiles, mais les toniques sont encore moins convenables. En effet, s'ils donnent des forces à un
individu affaibli en état de santé, c'est en stimulant les voies gastriques, et dans ce cas ils produisent de bons effets ; mais s'ils sont administrés dans la gastrite, leur stimulation aggravera
l'irritation.

Galien, Baglivi, Sydenham, Stoll, etc., qui
avaient reconnu l'efficacité des émissions sanguines dans la gastrite, saignaient abondam-
ment. S'ils n'obtenaient pas tous les succès
qu'ils devaient avoir, c'est qu'ils employaient
en même temps les vomitifs, les purgatifs et les
toniques.

Botal, qui a fait un travail sur l'art de combattre toutes les affections fébriles par la saignée, depuis le commencement de la maladie
jusqu'à la guérison, saignait jusqu'au blanc. Cette
méthode, qui lui a souvent réussi, a été rejetée
trop exclusivement, parce qu'il agissait empiri-
quement, et que jamais il n'était guidé par le
raisonnement.

Ce qu'il y a de certain et d'invariable, c'est
que les saignées générales qui réussissent parfaitement dans le début des phlegmasies parenchymateuses, conviennent beaucoup moins dans
celles des membranes ; mais on obtient de très

grands succès de l'emploi des sangsues et des scarifications.

Une chose très importante, est de savoir proportionner la quantité du sang à évacuer à la force du malade et à l'intensité de la maladie.

Voici les résultats que nous avons obtenus dans notre pratique.

Nous traitâmes d'abord toutes ces phlegmasies par le camphre et la décoction de quinquina, mais nous perdîmes la grande majorité des malheureux soumis à ces prétendus spécifiques. Nous substituâmes la valériane et la serpentaire de Virginie, la mortalité fut moins grande ; ensuite, nous nous contentâmes de prescrire la limonade vineuse, et nous perdîmes encore moins de malades. De tels résultats nous ayant fait faire de profondes réflexions, nous jugeâmes utile de nous éclairer par l'ouverture des cadavres. Toutes les autopsies ne nous montrèrent que l'inflammation de la muqueuse gastro-intestinale, et nous vîmes, à n'en pas douter, que l'on avait méconnu jusqu'alors ces maladies. C'est pourquoi nous osâmes bannir tous les stimulants, et dès lors la mortalité fut moindre. Enhardis par les succès progressifs de ces tentatives, nous allâmes jusqu'à retrancher les bouillons : les effets furent encore meilleurs. Nous attaquâmes ensuite par les saignées générales ; mais nous ne détruisions pas la chaleur et la soif , et souvent la maladie ne laissait pas de s'exaspérer. Enfin , nous essayâmes les applications de sangsues sur l'abdomen, et le succès couronnait presque constamment nos tentatives.

Dans le commencement, nous étions trop réservés sur le nombre des sangsues que nous appliquions , et par cela même la chaleur et l'irritation des voies gastriques augmentaient ; mais, les ayant appliquées en plus grand nombre, par exemple, vingt, trente, quarante, cinquante, etc., nous sommes parvenus à enlever en vingt-quatre heures des gastrites lorsqu'elles débutaient. Étaient-elles plus avancées, nous n'obtenions les mêmes succès qu'après plusieurs applications de sangsues. Ainsi, lorsque la maladie n'aura pas été enlevée par une première application, ne vous étonnez pas , mais répétez au contraire les saignées locales. Il est avantageux que la saignée soit poussée jusqu'à la défaillance, ou même jusqu'à la syncope; il faut deux conditions pour cela: d'abord , que la maladie ne fasse que commencer , ensuite que le sujet soit fort. Peu importe que vos antagonistes disent que vous n'avez pas guéri une fièvre adynamique, ou une fièvre ataxique, mais seulement une fièvre gastrique, le succès n'en existe pas moins : et d'ailleurs, comme nous l'avons déjà dit, une fièvre gastrique devient avec le temps fièvre adynamique; il ne faut donc rien négliger dans tous ces cas.

Quand la maladie est très intense, qu'elle est parvenue à la fuliginosité, au tremblement des membres et à la prostration, *vraie adynamie des auteurs*, les sangsues abondantes n'auraient plus le même succès, et ne peuvent pas faire avorter la maladie. Que faut-il donc faire? Temporiser, s'en tenir aux boissons délayantes, adoucissantes, aux petites saignées locales (5 à 6 sangsues à plusieurs reprises), et aux fomentations émollientes, chaudes ou froides, selon la saison et l'état de la poitrine. La glace convient souvent à l'épigastre et à la tête, etc. Le rétablissement est rapide quand la phlegmasie n'existe plus. On objecte toujours contre notre méthode éminemment antiphlogistique que nous ne traitons que des jeunes gens; mais que l'on sache que les gastrites d'un caractère très aigu ne se rencontrent le plus souvent que chez ces individus; que l'on sache encore que nous soumettons au même traitement les enfants dans la pratique civile, et les personnes avancées en âge, qui abondent dans notre hôpital, lorsqu'elles en sont atteintes; en un mot, que le traitement est le

10.

même pour tous les âges , seulement à quelques modifications près, et qu'au lieu d'être débilitant, il est fortifiant et suivi d'une prompte convalescence.

Régime.

Faut-il donner au malade des boissons adoucissantes, acidules, de l'eau pure, du bouillon, ou même rien ?

Dans le degré le plus intense , lorsque le malade vomit tout , il faut, pendant deux ou trois jours, ne rien ingérer dans l'estomac. On ordonnera seulement des bains tièdes , des pédiluves, des lavements; des cataplasmes émollients seront appliqués sur le ventre ; il arrive quelquefois que les cataplasmes gênent par leur poids , alors on se contente de faire des fomentations.

Quand l'estomac peut souffrir quelque chose , l'on prescrit les boissons adoucissantes , par exemple, l'eau de gomme arabique, des acides fort étendus d'eau et édulcorés; le malade devra les prendre par cuillerée , et à des intervalles relatifs à la susceptibilité de l'estomac.

Certains sujets ne supportent point les acides : les femmes et les personnes blondes sont principalement dans ce cas.

Avec ces malades, il faut s'en tenir à une décoction d'orge, de chiendent, à une infusion de
fleurs de mauve ; il faut toujours que l'eau soit
peu chargée de ces substances : l'eau pure est
même nécessaire, lorsque la maladie s'exaspère
et que le sujet désire ardemment cette boisson.

Quelquefois dans la gastrite aiguë il se manifeste des spasmes ; les extrémités sont froides ;
le pouls est à peine perceptible. Que faut-il faire
dans un cas semblable ? Pratiquera-t-on une saignée générale ? Non ; la saignée générale serait
nuisible. On fera appliquer quelques sangsues à
l'épigastre ; on baignera, on fomentera les extrémités.

Chez un sujet fort dont le pouls est enchaîné,
dont la face, les yeux et la langue sont rouges,
chez lequel on remarque des vergetures, appli-
quez seulement un petit nombre de sangsues, de
de deux à six. Il serait inutile d'en appliquer quarante, cinquante, soixante, quatre-vingts, si le
malade restait dans le même état, ou s'il allait
plus mal, après l'application des premières sangsues ; mais si la fièvre se développe après cette
légère saignée locale, on peut y revenir avec
plus de hardiesse.

Il faut défendre le bouillon tant que la peau
est chaude, brûlante, que la langue est sèche et

croûteuse; le petit-lait, l'eau de veau, de poulet, que l'on regarde comme antiphlogistiques,
doivent être proscrits; car ces substances contiennent trop de matériaux nutritifs, et l'estomac serait obligé de trop travailler pour les digérer. Nous avons observé qu'une cuillerée de
vin ou de bouillon suffisait pour faire revenir les symptômes morbides enlevés par les
sangsues.

Par ce traitement méthodique il n'est pas rare
de voir les gastro-entérites se dissiper dans cinq
ou six heures, ou du moins dans l'espace de trois
à quatre jours : sur cent maladies et plus traitées
ainsi, on en voit à peine quatre ou cinq passer
à l'état adynamique.

Si la gastro-entérite se prolonge avec des symptômes nerveux ou adynamiques, il faut toujours
s'en tenir aux adoucissants : les phénomènes
nerveux disparaissent ordinairement; ceux de
l'adynamie persistent; mais peu à peu la bouche devient humide, la langue n'est plus croûteuse, et les malades demandent à manger. Dès
que la fièvre est cessée, on peut permettre un
léger bouillon, et bien se garder de donner du
pain, parce que la portion inférieure des intestins grêles est encore malade.

Vomitifs.

Outre les moyens directement antiphlogistiques pour combattre les gastro-entérites, il est
d'autres perturbateurs employés, non dans l'intention d'arrêter l'inflammation, puisqu'elle n'est
point connue, ou bien que l'on ne veut pas l'a-
vouer, mais pour s'opposer à des états morbides
supposés : ces perturbateurs sont les vomitifs et
les purgatifs.

Les vomitifs datent d'une époque très éloi-
gnée ; leur usage est devenu tellement à la mode,
qu'il n'est point permis d'omettre de faire vomir
un malade dès le commencement d'une maladie
quelconque. Si le médecin n'usait pas de ce
moyen, certes tout ce qui arriverait de fâcheux
serait attribué à cette omission.

Ces modificateurs réussissent quelquefois à
enlever une gastrite légère, en déterminant une
révulsion par les évacuations gastriques intesti-
nales et par la sueur.

D'autres fois, après avoir soulagé le malade
pendant douze ou quinze heures, et quelquefois
moins, les vomitifs causent une récrudescence
des plus fortes, et la fièvre, dont il n'existait que
les prodromes, se déclare dans toute sa force.

C'est alors que les médecins fatalistes disent que la maladie s'est *caractérisée :* nous, au contraire, nous déclarons que les vomitifs ont exaspéré l'inflammation. Ces médecins ne savent pas qu'ils ont remplacé une légère irritation par une très considérable, que nous avons toujours reconnue être très difficile à guérir. Depuis long-temps nous avons banni les vomitifs dans tous les cas où nous apercevons la moindre tendance à l'inflammation des voies gastriques.

Purgatifs.

Les purgatifs sont employés et recommandés par les médecins qui, voyant les intestins enflammés ulcérés, en accusent les matières qu'ils trouvent noires, fétides et abondantes. Si ces matières, disent-ils, eussent été évacuées, la maladie n'eût pas été aussi grave.

Les purgatifs les plus usités sont la décoction de casse, de tamarin, le petit-lait avec la crème de tartre (nous rappelons ici que le petit-lait est aussi nuisible que le bouillon de veau, de poulet), l'émétique à la dose de trois à quatre grains dissous dans six onces d'eau , et pris par cuillerée dans les autres boissons. Par ces moyens ils produisent de la diarrhée pendant tout le cours de la maladie.

Les *browniens* actuels d'Italie, qui ont rangé les fièvres *putrides*, etc., dans les maladies sthéniques, emploient les mêmes moyens sous prétexte qu'ils sont débilitants.

Mais il est certain que si les vomitifs et les purgatifs n'enlèvent pas l'irritation, ils l'exaspèrent : c'est donc jouer à quitte ou double. Car sait-on, en les administrant, s'ils guériront ou s'ils exaspéreront la maladie ?

Ainsi, quoique l'on ait employé ces modificateurs depuis plusieurs siècles, et que l'on ait sauvé des malades, il n'en est pas moins vrai que cette méthode de traitement perturbateur doit être rayée du catalogue des moyens appropriés.

Il faut s'en abstenir tant qu'il y a fièvre, chaleur, prostration et symptômes nerveux, parce qu'ils augmentent cet état. On peut les mettre en usage dans le principe, quand les digestions se font mal, qu'il y a embarras gastrique ou intestinal, sans signes de gastrite.

Les sectateurs de *Rasori* prodiguent l'émétique, l'aconit, la digitale, les alkalins et la plupart des substances minérales à titre de contre-stimulants ou sédatifs directs du mouvement inflammatoire ; mais comment concevoir que des médicaments qui irritent à doses légères,

puissent calmer étant donnés à doses énormes?
Cependant tous les malades ne succombent pas.
Il en est ainsi du traitement par les saignées outrées suivies des purgatifs drastiques et du calomel en grande quantité, que l'on voit prodiguer aux médecins d'Angleterre. Néanmoins,
une pareille thérapeutique est constamment funeste aux gastro-entérites violentes; et, dans
les cas légers, elle est toujours suivie d'une convalescence longue et pénible, ou de maladies
chroniques ordinairement terminées par des altérations organiques.

Toniques.

Les succès de ces remèdes viennent de ce
qu'ils produisent quelquefois une révulsion qui
a lieu de la manière suivante :

L'estomac est d'abord irrité, puis, par une ir-
radiation sympathique, les sueurs, les selles,
les urines sont provoquées, et servent de révulsion à la première irritation; mais le plus souvent, au lieu de cela, il y a augmentation des
symptômes adynamiques et ataxiques par l'exaspération de la phlegmasie.

De tous ces moyens, pas un seul n'est constamment bon. Les avantages qui en ont été re-

tirés sont dus à la vigoureuse constitution des malades, qui les a fait échapper à ce traitement à la fois barbare et meurtrier.

La méthode antiphlogistique est la plus simple et la meilleure. L'on objectera peut-être qu'il est cruel de verser tant de sang ; mais cette objection n'aurait point lieu si la maladie était bien connue dès le commencement, et traitée à propos. A l'aide de légères saignées, de la soustraction des stimulants, et par l'usage des adoucissants, elle serait arrêtée dès ses prodromes. Lorsque l'on agit ainsi, il n'y a point de crises, et les malades ne tardent point à demander des aliments.

Quand on n'a point employé ce traitement, seul méthodique pour arrêter la gastro-entérite, et qu'il survient des crises, cela prouve que la vie a été assez forte pour s'opposer aux agents destructeurs. Les crises ont lieu par des sueurs, des hémorrhagies, des selles, des dépôts, des inflammations cutanées, des furoncles, des parotides, etc.

Hémorrhagies.

Les hémorrhagies qui surviennent dès le commencement sont quelquefois très avantageuses :

quand elles sont considérables, elles agissent comme une application de sangsues ; et l'on ne doit les arrêter que lorsqu'elles pourraient compromettre la vie du malade.

Les hémorrhagies sont funestes si elles ont lieu à l'intérieur : quelquefois on est surpris de voir des individus mourir en un instant, à la suite d'un épanchement de sang dans les voies digestives. C'est dans les pays chauds que ces hémorrhagies ont le plus fréquemment lieu ; elles n'arriveraient pas si la maladie eût été étouffée dès son début.

Sueurs.

Les sueurs sont avantageuses quand la diminution des symptômes annonce celle de l'irritation intérieure. Si au contraire les symptômes s'aggravent, l'on doit se tenir en garde contre l'inflammation qui souvent arrive secondairement au poumon. Si le pouls se ralentit pendant la sueur, nul doute que l'inflammation diminue ; il faut favoriser la sueur : les sueurs peuvent être le résultat des émétiques et des stimulants diffusibles.

Quand les sueurs ont lieu, le malade ne doit point être trop couvert, parce que l'on pourrait donner lieu à une éruption de boutons.

Selles.

Les selles sont quelquefois d'un bon augure si elles ne durent que peu de jours et qu'elles ne soient pas trop abondantes. Leur longue durée, leur grande abondance, et le ténesme, donnent le signal de l'irritation du gros intestin ; il convient alors de les combattre par les sangsues appliquées sur le ventre et à l'anus.

Dépôts.

Les dépôts critiques sont souvent le produit des irritations externes capables d'augmenter l'inflammation de la peau, tels sont les phlegmons que déterminent les sangsues ; d'autres fois ils arrivent aux parotides, surtout au printemps et en été, car alors il y a tendance vers la tête.

Sont-ce des parotides, quand leur accroissement est rapide, elles doivent être modérées : les sangsues peuvent les faire avorter. Parcourent-elles leurs périodes, elles sont capables de renouveler la gastro-entérite.

Les escarres, qui dépendent souvent de la pression des corps, doivent être traitées par les adoucissants : gardez-vous bien de leur appliquer le styrax et d'autres irritants.

Dans le cas où il y a complication de catarrhe ou de péritonite, etc., la conduite à suivre est de traiter la nouvelle phlegmasie comme si elle existait seule : on exhortera le malade à la patience.

Des vésicatoires.

Les vésicatoires appliqués dans la seule intention de dissiper la prostration sont nuisibles, car ils exaspèrent la phlegmasie qui la produit. On peut les opposer aux congestions de la tête et de la poitrine, mais seulement après l'emploi des saignées plus ou moins abondantes.

Quelques médecins pensent que les vésicatoires sont avantageux après les saignées, font que les malades supportent mieux les ingesta, et assurent la convalescence des gastro-entérites.

Pour nous, nous sommes encore dans l'indécision, car nous les avons vus reproduire la gastro-entérite. Ainsi nous réglons le régime, et nous n'employons les vésicatoires que lorsque la congestion cérébrale ou pectorale persiste après l'irritation du système gastrique.

Convalescence.

Il faut un air libre ; les excrétions ne stagneront point auprès du malade ; on aura soin de le changer de linge ; on donnera des bouillons coupés pendant trois ou quatre jours après la chute de l'inflammation, avant de permettre le bouillon pur. L'impatience du malade, qui demande des aliments, ne devra point vous fléchir ni vous faire céder à ses désirs. En stimulant trop promptement, l'on manquerait la guérison, et la gastro-entérite reviendrait, ou la péritonite secondaire se déclarerait.

Les forces du malade sont en lui-même, et non dans sa cuisine, ou dans votre pharmacie. La stupeur doit se dissiper et les forces renaître, avant qu'on administre les aliments et les toniques.

Inflammation aiguë du gros intestin.

Colite ou dyssenterie.

Cette maladie consiste dans l'inflammation de la membrane muqueuse du gros intestin. Elle peut être primitive, se développer en même temps que la gastro-entérite, ou être consécutive à cette affection.

Lorsque cette phlegmasie est secondaire à la gastro-entérite, à laquelle on a donné les noms de fièvres bilieuse, adynamique, muqueuse et ataxique, elle se manifeste à la suite de ces maladies par la diarrhée avec ténesme. Les anciens auteurs, qui ignoraient que la diarrhée annonçât l'inflammation du gros intestin, n'avaient nullement égard à cette phlegmasie. Ils recommandaient, quand la diarrhée s'ajoutait aux fièvres, de la seconder, si elle soulageait le malade ; dans le cas contraire, ils voulaient qu'on cherchât à l'arrêter. Pour cela, ils employaient des moyens tout-à-fait opposés à la théorie des inflammations ; mais soit que cette inflammation se déclare auparavant, pendant le cours, ou vers la fin de la gastro-entérite, la base de notre traitement est toujours la même, avec quelques modifications qu'exige cette complication. Nous en parlerons dans le traitement de la dyssenterie primitive ; mais nous pouvons dire d'avance qu'elle ne fournit jamais l'indication des purgatifs, des astringents, mais celle des adoucissants, des mucilagineux et des sangsues à l'anus

Colite primitive (dyssenterie).

Prédisposition et causes prédisposantes.

Les hommes d'un tempérament faible et irritable sont les plus susceptibles de contracter la dyssenterie ; ils ne sont cependant pas les seuls qu'elle attaque, car on l'observe assez fréquemment chez des individus forts et robustes.

Une grande chaleur produit cette affection de différentes manières, mais toujours par sur-irritation ; le plus souvent la chaleur, en augmentant à la fois la susceptibilité du colon, la sécrétion de la bile et la putréfaction des fèces, détermine très promptement cette phlegmasie. Les aliments ammoniacaux, les végétaux trop aqueux, l'eau pure en trop grande abondance, pour apaiser la soif dont on est dévoré, accélèrent prodigieusement sa formation ; car l'absorption ne pouvant suffire à la soustraction de l'eau, celle-ci prédomine dans les excréments, et favorise une putréfaction qui les rend importuns à la muqueuse du gros intestin. L'abus des végétaux aqueux, et celui des boissons rafraîchissantes, n'est donc pas moins dangereux pendant l'été, que les excès des substances animales. C'est par la même raison qu'on l'observe également chez les soldats et les paysans qui sont mal nourris, et qui sont assujettis à des exercices fatigants; c'est encore ainsi qu'on la voit naître sous l'influence d'aliments indigestes, et dans les temps de disette, lorsque l'on fait usage de blé qui n'est pas sec et de végétaux mal conservés.

Causes déterminantes.

Le froid des nuits qui succède à des journées chaudes et sèches; le sommeil auquel on se livre pendant la nuit à la rosée, dans des lieux marécageux; l'introduction de miasmes, ou de matières en putréfaction, par la salive et la déglutition, déterminent presque constamment cette affection.

Finck et *Zimmermann* avaient aussi remarqué que les aliments pourris et de mauvaise qualité disposaient le plus à la phlegmasie de la muqueuse de la portion inférieure du canal digestif. Ils attribuaient la gastro-entérite (fièvre putride) à la même cause, par cela même que ces deux affections leur semblaient avoir une très grande analogie. On observe surtout la dyssenterie en automne, parce qu'alors des nuits froides succédant à des jours chauds, l'action de la peau cesse tout à coup ; et si le poumon n'est pas affecté , l'irritation se porte sur la muqueuse intestinale colique , qui devient l'organe supplémentaire de la peau, et, par un surcroît d'action , passe à l'état inflammatoire. On l'a vue survenir à la suite d'affections morales vives. Une bile âcre favorise l'action de toutes ces causes.

Des médecins ont avancé que cette maladie est contagieuse. Pour appuyer cette opinion, ils rapportaient que des personnes l'ont contractée sur des lunettes de latrines où les dyssentériques avaient satisfait leurs besoins , ou par l'usage de canules dont ces malades s'étaient servis. On conçoit la possibilité d'un pareil mode de transmission ; mais dans la plupart des cas la dyssenterie n'est point contagieuse. Elle se déclare seulement sur un grand nombre de personnes soumises en même temps à l'action des causes sus-indiquées, et qui , par les rapports qu'elles ont entre elles , paraissent se la communiquer, quoique cette contagion ne soit pas réelle. Au reste, presque toutes les phlegmasies longues , chroniques, provoquent la diarrhée, qui est pour ainsi dire le terme où elles aboutissent toutes.

Symptômes.

Cette maladie se déclare lentement ou tout à coup. Elle peut rester seule ou se compliquer de gastro-entérite.

Symptômes locaux.

Le signe pathognomonique est une douleur qui fait éprouver un sentiment de tortillement, et qui commence dans la région du cœcum, et, suivant le trajet du colon, va se terminer à l'anus. Cette douleur, qui a reçu le nom de colique, est accompagnée de ténesmes opiniâtres, de selles pénibles, muqueuses, sanguinolentes, et parfois de sang pur : d'autres fois il n'y a point de selles ; alors le ténesme est extrêmement douloureux.

Symptômes généraux ou sympathiques.

L'estomac est nécessairement influencé ; de là l'inappétence, un sentiment de faiblesse à la région épigastrique, sécheresse de la langue qui est plus ou moins blanche à son centre, et plus ou moins rouge à sa pointe et à sa circonférence.

Tant que la colite ne se complique pas de la gastro-entérite, et qu'elle est bornée à la muqueuse du colon, il y a rarement de la chaleur fébrile. Cependant la grande quantité de selles, les contractions répétées de l'intestin qu'elles nécessitent, les efforts convulsifs des muscles de relation, et enfin la douleur, suffisent quelquefois pour faire périr le malade en l'affaiblissant considérablement. Cette mort peut arriver en trois ou quatre jours. Ces malheureux répandent une odeur fétide ; ils ont les traits du visage décomposés ; la face pâlit, et l'amaigrissement fait des progrès sensibles à la vue. Si la mort n'a pas lieu, ou la colite se complique de l'inflammation de la portion supérieure du canal, et passe à l'état de gastro-entérite aiguë, ou elle devient chronique seule, ou conjointement avec cette dernière.

Quand il y a complication de la gastro-entérite aiguë, l'on voit aussitôt se manifester la fièvre et tous les autres symptômes propres à cette nouvelle phlegmasie, tels que la chaleur âcre de la peau, la rougeur de la langue, des yeux, la douleur des muscles, une couleur jaune de la peau, etc. : alors l'on dit vulgairement que la dyssenterie est avec fièvre bilieuse, adynamique, ardente, etc.; telles sont la plupart des épidémies.

Ordinairement chez les enfants, les femmes et les personnes d'un tempérament muqueux, il s'y joint des catarrhes; de là la dénomination de dyssenterie muqueuse. Le point essentiel est de savoir qu'il y a toujours gastro-entérite.

Quelquefois, en raison de la grande suscep-tibilité de l'individu, il se déclare des phéno-mènes nerveux très-violents, des convulsions, le délire. On prononce aussitôt que c'est une dyssenterie avec fièvre ataxique, tandis que ces phénomènes nerveux ne sont que sympathiques de l'inflammation de l'estomac. Le cerveau, quoique affecté secondairement, peut devenir l'objet principal des soins du médecin, par l'in-tensité de son inflammation devenue prédomi-nante sur l'inflammation primitive.

D'autres fois le colon s'enflamme dans toute son épaisseur. La douleur locale est plus intense. Il y a tuméfaction, rénitence de cet intestin, que le tact fait percevoir aux régions iliaques et sur l's du colon. Les selles sont moins fréquentes. Le pouls s'élargit, et il se déclare tous les autres symptômes du phlegmon, parce que l'inflam-mation s'est communiquée au tissu cellulaire inter-membraneux du colon. Dans ce cas, la dyssenterie a reçu le nom d'inflammatoire. Cette dénomination est inexacte, puisque la dyssenterie n'est elle-même qu'une phlegmasie.

Enfin, elle peut être compliquée de la métrite, de la cystite, de l'inflammation du tissu cellulaire du rectum, des ligaments larges du péritoine; et tout le bassin peut paraître dans un état phlegmoneux. A ces différentes inflammations ne manquent pas de s'unir celles du cerveau, du poumon, mais rarement celles du foie. Ces complications se remarquent lorsque la dyssenterie dure depuis long-temps, et qu'elle a été traitée par les stimulants.

Terminaison.

Dans le cas où la dysenterie est secondaire à la gastro-entérite, cette complication rend la maladie plus grave, les forces s'épuisent plus promptement, et le malade meurt plus vite, si l'on ne s'y oppose, que dans la gastro-entérite simple. Lorsque la dyssenterie est primitive, et se complique ensuite de gastro-entérite, la terminaison fâcheuse est également à redouter. Les malades périssent aussi par la dissipation très-prompte de leurs forces.

Quoique cette phlegmasie reste bornée au colon, elle peut être mortelle par la seule douleur; cependant cette circonstance est très rare :

celle qui vient d'être citée est la plus commune. Le phlegmon de toute l'épaisseur du colon est toujours avec gastro-entérite ; il menace aussi de péritonite et de métrite ou de cystite : aussi doit-il compter parmi les cas les plus graves.

La dyssenterie simple passe souvent à l'état chronique ; alors elle est dite diarrhée muqueuse, sanguinolente, putride, séreuse, vermineuse, sédimenteuse, purulente, ou avec tranchées, etc., selon l'état des selles, les douleurs, etc.

On doit craindre qu'elle ne se termine par la gangrène, lorsque les symptômes diminuent d'intensité, et que la fièvre persiste : mais la mort peut avoir lieu par l'accès du spasme ; alors elle est violente et apyrétique.

Autopsie.

Dans la dyssenterie aiguë, simple, sans ténesme et sans état fébrile, l'on trouve le colon rouge et contracté sans autre lésion. Cet état ressemble beaucoup à celui de la gastro-entérite aiguë, lorsque les malades meurent de douleur. Quelquefois l'on rencontre des points gangrenés, quand la phlegmasie a marché avec des symptômes beaucoup plus violents.

Après la dyssenterie fébrile, l'irritation ayant

été plus étendue, l'on trouve les vestiges de l'inflammation des intestins, principalement à la valvule iléo-cœcale, où cette phlegmasie est très intense et très opiniâtre. On rencontre des taches noires en certaines parties (1); en d'autres, des ulcérations, surtout dans le colon et autour de la valvule iléo-cœcale. Il arrive aussi que l'estomac et la partie supérieure de l'intestin se rétablissent; alors l'appétit reparaît : mais, lorsque le résidu de la digestion descend dans les parties qui sont encore malades, il ramène l'inflammation, et, au lieu de la guérison qu'on attendait, on voit survenir une rechute qui entraîne quelquefois la mort subite.

Quand l'inflammation a intéressé toute l'épaisseur du colon, il devient quelquefois gros comme le bras; ordinairement alors la turgescence énorme de son tissu cellulaire rempli de pus, et sa muqueuse ulcérée, fétide et couverte d'excréments, le font ressembler à un vrai cloaque.

C'est la portion droite du colon qui est le plus souvent enflammée; très-fréquemment surtout dans ce dernier cas il y a péritonite.

____

(1) Ces taches sont quelquefois des cicatrices d'ulcères de la muqueuse. Nous les avons constatées plusieurs fois.

Dans le cas où l'inflammation est suivie de perforation, on trouve des vers, des fausses membranes, du pus, du sang épanché dans divers points de la capacité du ventre, et des traces de péritonite.

Pronostic.

L'inflammation du gros intestin, lorsqu'elle est simple, est ordinairement peu dangereuse ; du reste, la violence des sparmes, les ténesmes, les convulsions et la fréquence des déjections, donnent la mesure de l'irritation et du danger que court le malade.

Les déjections d'un sang pur annoncent un très haut degré d'inflammation. Quand ces déjections sont seules, elles ne doivent pas toujours engager à porter un mauvais jugement sur la maladie. L'on a même vu l'hémorrhagie calmer l'inflammation et contribuer à la guérison. Il faut donc être fort réservé sur le pronostic dans ce cas, et considérer l'état des principales fonctions.

La petitesse du pouls et son accélération, les déjections d'un mucus sanguinolent et puriforme, la chaleur très élevée, sont de mauvais signes : lorsqu'ils sont joints à l'altération profonde des traits, à la pâleur, à l'odeur putride et cadavéreuse de l'haleine et de la transpiration, à la fétidité des selles qui contiennent une sanie purulente, ils peuvent faire redouter la gangrène ; mais la gangrène a lieu beaucoup moins souvent qu'on ne le pense, car la force du spasme, la grande douleur et la congestion qui pouvaient conduire à cette terminaison, causent ordinairement la mort générale, avant que l'irritation ait parcouru ses périodes pour arriver à la mort locale.

Après de violentes convulsions on doit craindre la mort.

Quand le malade repose dans l'intervalle des coliques, que les ténesmes se suspendent, que la coloration revient, et que les traits ne sont pas aussi grippés, on peut concevoir de l'espoir.

Tous les signes fâcheux que nous venons d'énumérer se remarquent dans l'état fébrile le plus intense, auquel on a donné le nom d'ataxique et de malin.

Les signes de l'inflammation phlegmoneuse du colon doivent toujours inspirer des craintes au médecin, car c'est une maladie des plus redoutables.

Lorsque les malades rendent des matières purulentes après quelques jours d'un état aigu, et

que les coliques ne les abandonnent pas , on doit
juger qu'il s'établit de la suppuration.

Si la sensibilité de l'abdomen augmente , c'est
un signe que la péritonite se développe.

Traitement.

Le traitement doit être établi dans le même
but que celui de la gastrite et de la gastro-entérite.

Il faut bannir l'idée de spasme du colon rete-
nant les matières qui deviennent des corps étrangers constituant tout le danger de la maladie,
parce que cette théorie engage à abuser des purgatifs. Il en est ainsi de celle qui fait consister
la dyssenterie dans un foyer de matières putrides
dont il faut procurer au plus tôt l'élimination. La
doctrine des browniens , qui ne voient ici qu'une
asthénie , est encore plus dangereuse , parce
qu'elle conduit à l'emploi des stimulants, des
toniques, qui quelquefois font éprouver un bien-
être momentané auquel succède bientôt l'exacerbation de la phlegmasie.

Il faut tourner toutes ses vues du côté de l'inflammation , et n'établir d'autres indications que
celles que nous allons exposer , comme étant les
seules véritables.

La première est de combattre et de détruire l'inflammation.

Il est tout-à-fait indifférent que le canal alimentaire soit plein ou vide pendant les spasmes. L'on doit peu s'en inquiéter, surtout lorsqu'ils sont violents.

Il faut aussitôt appliquer des sangsues à l'anus.

L'on doit encore en mettre sur le trajet du colon. Elles ne peuvent point être remplacées avantageusement par les ventouses scarifiées.

Lorsque les douleurs sont fixes, intenses et permanentes, on ne doit point ménager les sangsues partout où ces douleurs se montrent. Il est toujours avantageux d'en appliquer beaucoup à l'anus.

Dans la complication avec la gastro-entérite, les sangsues ou les ventouses seront placées à l'épigastre; et sur l'hypogastre, quand la vessie est affectée.

Je suis parvenu ainsi, à l'aide de vingt à trente sangsues, à enlever des coliques qui duraient depuis deux à trois mois, et cela en quelques heures. Il en résulte d'abord de la faiblesse dont il ne faut pas s'étonner, ni s'épouvanter.

L'été dernier, par l'application de vingt à trente sangsues à l'anus, nous avons guéri des gastro-entérites, avec dyssenterie, en un jour ou trente-six heures, quand ce moyen était employé dès le début.

Lorsque cette affection en est au point que les selles sont sanguinolentes, les extrémités froides, les forces tout-à-fait abattues, la face pâle et grippée, il ne faut employer les sangsues à l'anus d'abord qu'en petite quantité, comme deux, quatre, six, et donner des lavements adoucissants, avec un peu d'opium dans l'eau de son, de guimauve, la solution d'amidon, etc.; on y joint un julep anodin. Lorsqu'ensuite les forces sont relevées, on revient aux sangsues avec plus de hardiesse, et d'après les symptômes.

Les boissons que l'on doit prescrire sont de deux espèces suivant le cas.

1° Les boissons légèrement acidulées, telles que l'eau de groseille, les différentes espèces de limonade, etc., lorsque la chaleur de la peau est âcre, brûlante, et que la soif est ardente; symptômes qui dénotent l'inflammation de l'intestin grêle.

2° L'eau de gomme, l'amidon, et tous les mucilagineux, s'il n'y a ni chaleur ni soif, et que la portion inférieure du canal digestif soit seule malade, parce qu'alors les acides augmentaient la diarrhée, au moins chez quelques sujets.

Deuxième indication.

Une fois l'inflammation apaisée, la chaleur générale, la fréquence du pouls et le ténesme diminués, lorsqu'il ne reste que la diarrhée, qui ordinairement est suivie de la cessation du spasme, on peut employer les narcotiques à petites doses rapprochées : par exemple, quatre ou cinq gouttes de laudanum dans quatre ou cinq onces d'eau distillée de tilleul ou de laitue, dans la décoction blanche de Sydenham, à la dose de quatre à cinq onces, il faut en retrancher la corne de cerf et toute gélatine. On peut encore se contenter de la décoction de pain avec un peu de sucre sans aromates, de la décoction de racine de grande consoude, de celle de riz avec un gros de cachou par pinte. Mais comme le riz irrite toujours un peu, on doit lui préférer la décoction blanche de Sydenham, jusqu'à ce que tous les symptômes d'irritation aient cessé complétement. L'acétate de plomb, à la dose d'un huitième ou un quart de grain, trois ou quatre fois par jour, avec un demi-grain d'opium, produit ici de bons effets.

Troisième indication.

Éviter les aliments *stercoraux* qui excitent la diarrhée par le volume des fèces. On se servira donc, quand il n'y a point de gastrite, des fécules de pommes de terre, de riz et de froment, torréfiées, dont on prépare des bouillies avec l'eau ou le lait ; celle d'orge est mauvaise, parce qu'elle donne lieu au dégagement de gaz, et qu'elle est purgative. Il faut se garder de donner le lait pur et les œufs, qui reproduisent facilement la diarrhée ; être encore plus sévère sur l'usage des bouillons gras, de la viande, des légumes fibreux ; enfin, se borner aux aliments très-nourrissants sous un petit volume, et, en général, en donner peu dans l'intervalle des sédatifs. L'on évitera les sudorifiques qu'une fausse théorie prodigue dans ce cas ; mais un peu de vin rouge, après le repas, sera fort utile, parce qu'il fait contracter le pylore, et séjourner plus long-temps les aliments dans l'estomac et l'intestin grêle, d'où résulte une meilleure digestion, une absorption plus complète, et moins d'excréments. On ne saurait croire quelle circonspection il faut avoir dans le traitement de cette maladie. Le premier soin est de ne pas surcharger l'estomac, de nc pas causer d'indigestions qui accélèrent le mouvement péristaltique des intestins. Dans ce cas, il arrive quelquefois que les aliments sont évacués si peu de temps après leur ingestion, qu'il semble qu'ils aient été précipités immédiatement de l'estomac par le rectum.

Gastrite chronique.

Après avoir exposé l'état aigu des phlegmasies du canal digestif, nous allons les suivre dans l'état chronique, dont la connaissance n'offre pas moins d'intérêt et d'utilité au médecin, que celle des nuances précédentes.

Les gastrites chroniques, comme les gastrites aiguës, sont plus ou moins intenses ; les causes prédisposantes et déterminantes sont les mêmes; elles dépendent toujours de l'influence de tous les agents physiques et moraux qui modifient l'homme, et surtout de l'irritation continue de la membrane muqueuse en contact avec les corps étrangers. La maladie déterminée et entretenue par ces causes, doit, pour l'ordinaire, durer jusqu'à ce que l'on ait employé des modificateurs qui agissent en sens inverse. Nous allons examiner ces causes en détail, et faire observer d'abord que cette maladie peut succéder à l'aiguë, ou naître primitivement.

Dans le premier cas, se trouve un convalescent des prétendues fièvres gastriques, muqueuses, adynamiques, ataxiques, etc. ; il conserve un peu de rougeur à la pointe et aux bords de la langue, de la chaleur à la peau et à l'épigastre : certainement cela prouve que l'estomac n'est pas encore parfaitement rétabli, et que la moindre impulsion est suffisante pour rappeler la maladie. Quoiqu'il y ait encore un germe d'irritation, les médecins prescrivent dans ces circonstances les aliments succulents, les toniques, les liqueurs spiritueuses, le vin, le quinquina, afin, disent-ils, de dissiper la langueur et l'asthénie qui règnent encore dans l'économie ; mais, bien loin d'atteindre leur but, ils ralentissent la convalescence, et quelquefois même reproduisent l'état aigu de la phlegmasie.

Le second cas offre des individus dont les phlegmasies ne revêtent que la forme chronique. En outre, on a remarqué que, comme la gastrite aiguë est propre à l'enfance et à la jeunesse, de même la gastrite chronique est l'apanage de l'âge mûr et de la vieillesse. Vers le milieu de la vie les habitudes changent, les sympathies deviennent moins actives. On voit en effet des hommes de 35 à 50 ans se livrer habituellement à des excès de table qui leur auraient été funestes dans la jeunesse. Ces excès entretiennent une gastrite chronique dont les symptômes sont un malaise presque permanent et des symptômes vagues qu'on ne rapporte point ordinairement à leur véritable cause. Ces excès entretiennent une gastrite chronique dont les progrès sont lents, et n'éclatent que plus ou moins tard. Dans un âge plus tendre, ils eussent déterminé promptement la gastrite aiguë.

La plupart des hommes périssent d'inflammations de la poitrine et du bas-ventre, et très peu de celles du cerveau. En effet, que de gastro-entérites, de péritonites, d'affections du foie, par irritation des voies digestives, ne rencontre-t-on pas à chaque instant dans la pratique! Les phthisies pulmonaires, plus communes dans la jeunesse, diminuent dans l'âge avancé. Quant aux apoplexies, elles sont très rares, comparativement à ces affections. Mais est-il rien de plus commun que ces hommes à face pâle, jaunes et languissants, nerveux, hypochondriaques, qui ne sont occupés que des moyens de se procurer de bonnes digestions, ou de *résoudre leurs obstructions?* L'étude de la gastrite chronique est presque toute à faire encore : c'est une grande lacune en médecine ; car les symptômes de cette affection ont été décrits sous mille dénominations diverses, comme des maladies différentes.

L'homme qui a passé 50 ans, la femme qui a franchi l'époque critique, et en général les tempéraments lymphatiques chez lesquels les sympathies s'exercent difficilement, sont d'année en année moins sujets à contracter cette maladie ; mais ils sont loin d'en être exempts, et souvent ils en apportent le germe des âges précédents.

Revenons aux causes, que nous allons examiner d'après l'ordre des matériaux de l'hygiène.

1° *Ingesta.*

Parmi eux on compte les aliments échauffants trop abondants, liquides, solides, les viandes noires, riches en osmazome, et d'un goût fort. Les liqueurs spiritueuses fermentées, le vin, etc. ; les émétiques, les amers, les substances âcres, stimulantes, occasionent plus souvent encore la gastrite chronique que l'aiguë. Les miasmes, dont l'air est le véhicule, produisent le même effet sur certains individus qui languissent, au lieu de tomber dans le typhus, comme on l'observe dans les lieux infectés.

2° *Circumfusa.*

La chaleur atmosphérique, la chaleur artificielle à laquelle on ne serait pas habitué, comme
celle des verreries, des forges, des boulange-
ries, etc.

3° *Acta.*

La vie sédentaire. C'est un grand phénomène
physiologique prouvé par l'observation, que les
forces vitales s'accumulent rarement dans les
voies digestives, toutes les fois que les membres
en dépensent une grande quantité. Ainsi l'exercice musculaire est un préservatif de la gastro-
entérite, soit comme révulsif, soit en abrégeant
le séjour des aliments dans l'estomac.

4° *Percepta.*

Les passions lentes et dépressives qu'on pourrait dire chroniques; les travaux intellectuels et
les veilles poussés à l'excès.

Les nostalgiques sont pour la plupart affectés
de gastro-entérites. Sous l'influence de toutes ces
causes ou de quelques unes d'entre elles, l'action

d'un miasme délétère, d'un air marécageux, malsain, etc., est plus puissante.

5° *Applicata.*

Les pressions continues de l'abdomen, et la courbure en avant que nécessitent certaines professions, développent et fomentent puissamment ces maladies sous la forme chronique.

6° *Excreta.*

Ils ne doivent point être regardés comme des puissances actives. Mais, dérangées par l'influence des agents qui viennent d'être indiqués, les excrétions peuvent donner lieu aux gastrites chroniques aussi bien qu'aux aiguës. Ainsi la suppression de la gale, des dartres, des exutoires, des hémorrhagies et de toutes les évacuations habituelles, peut l'occasioner.

Enfin cette maladie est produite et fomentée sous la forme chronique par les irritations prolongées de toutes les parties du corps.

Elle se présente sous mille formes différentes ; et c'est le cas de dire, *Mille mali species, una salutis erit;* car il n'y a qu'un moyen de la guérir, le régime et des aliments convenables, et convenablemement présentés à l'organe souffrant.

Première forme.

Gastrite presque aiguë, sub-aiguë. Les signes sont presque les mêmes que ceux de la gastrite aiguë : savoir, refus ou rejet des aliments ; ardeur pendant la digestion, éructations ; renvois acides, brûlants ; sentiment d'ardeur, de douleur dans l'estomac, qui retient le diaphragme, cause la dyspnée ; rougeur des ouvertures des membranes muqueuses ; douleur dans les muscles, diminution de la force locomotrice ; petite fièvre (fièvre hectique) dont les exacerbations se rapportent aux ingestions ; maigreur, douleur rapportée au cartilage xiphoïde, au sein, aux épaules, au pylore, au cardia (petite toux alors) ; la consomption s'avance et les poumons participent à l'irritation.

Deuxième forme.

Les caractères sont les mêmes, excepté que l'intensité est beaucoup moindre et que les membranes muqueuses apparentes ne sont pas rouges ; mais cette rougeur a pu exister dans le principe. Tant qu'il y a fièvre, elle passe facilement à l'état aigu ; elle se prolonge par la tendance naturelle de la maladie, par la persévérance des causes; elle subit des modifications par l'altération de ces mêmes causes. Par exemple, un individu contracte cette maladie par l'impression du chaud; il passe dans le nord : sa maladie peut guérir par le changement du climat; mais s'il s'adonne aux boissons spiritueuses, la gastrite persistera et recevra de cette nouvelle influence une modification sensible. D'un autre côté, si la maladie était causée par une affectation morale, par la nostalgie, par exemple, elle pourra disparaître avec sa cause, même en voyageant dans un climat plus chaud. C'est ainsi qu'on en voit guérir, à ce qu'il semblerait, spontanément. Quelquefois un ou plusieurs symptômes disparaissent, la fièvre même et la chaleur, tandis que les autres continuent.

D'autres fois, on voit des individus qui font tout pour se rendre malades, et qui ne peuvent, pour ainsi dire, y parvenir. La nature peut-elle s'accoutumer à un état de sur-excitation? est-elle assez puissante, a-t-elle assez de ressources, pour résister aux causes d'altération et de destruction dont elle est menacée?

Troisième forme (*dyspepsie*).

Elle est caractérisée par la manière dont s'exécutent les fonctions de l'estomac; car la plupart des sympathies énumérées ne sont perçues que pendant la seconde digestion. L'appétit existe ou il manque; quand il a lieu, il augmente souvent par l'usage des stimulants, au moins pour quelque temps. Il y a toujours lassitudes, sensations désagréables pendant les digestions, qui sont d'une extrême lenteur; vents, céphalalgie, absence de rougeur aux membranes muqueuses, excepté cependant à la pointe de la langue; ce signe manque rarement.

Cette espèce de gastrite chronique est connue sous le nom de *dyspepsie.* Elle se prolonge pendant des années entières; quelquefois les vomitifs, les évacuants procurent du soulagement. La raison de tous ces phénomènes est que l'estomac, dans la gastrite chronique, n'est pas également irrité dans toute son étendue. Quand il est vide, la partie douloureuse est sentie, et celle qui est saine cause l'appétence; les aliments sont reçus avec plaisir, mais, deux heures après, la douleur se développe avec une petite fièvre, etc.; la langue reste toujours blanche.

Ce qui rend la gastrite chronique doublement intéressante, c'est que, si elle ne redevient pas souvent aiguë, elle produit presque toujours la phthisie ou la consomption.

Les genres d'altérations qui la caractérisent après la mort sont de deux ordres : 1° la membrane muqueuse est rouge, brune, noire, les intestins gonflés, les ganglions mêlés de rouge et de blanc, engorgés ; c'est ce qu'on nomme carreau chez les enfants, consomption chez les adultes.

Chez les uns, la membrane muqueuse est seule affectée ; chez les autres, toutes les tuniques sont entreprises ; il y a désorganisation complète ; en un mot, squirrhe.

Quatrième forme (*hypochondrie*).

Chez un grand nombre de sujets, il se manifeste des symptômes nerveux qui sont liés à des douleurs que le malade rapporte à la région épigastrique et aux hypochondres. Cette variété de gastrique chronique a été nommée hypochondrie par les auteurs, et pour nous ce sera la gastro-entérite chronique chez un sujet nerveux. Cette nuance est due à des sympathies trop actives, à une correspondance trop étroite entre les viscères et le cerveau.

Il n'est point de gastro-entérite chronique qui ne puisse présenter des symptômes d'hypochondrie par l'exagération de quelques phénomènes

ordinaires. Il est incontestable que l'hypochondrie a les mêmes bases que la gastro-entérite;
savoir, l'état morbide des organes digestifs ma-
nifesté par la lésion des fonctions de ces organes. Nous pouvons dire que la fièvre ataxique
est à la gastro-entérite aiguë, ce que l'hypochondrie est à la gastrite chronique.

L'hypochondrie commence par la dyspepsie ou
perte d'appétit; puis on voit s'entremêler différents symptômes, tels que la distension ou la
constriction de l'estomac, la boulimie, la gastrodynie, la gastralgie, le pyrosis, et autres affections vagues qui ne sont que le cortége de la
gastrite chronique. Il y a souvent dégagement
subit de gaz, mobilité péristaltique et antipéri-
staltique des intestins, sensible au tact, et perceptible à l'œil; pincement, tortillement, sentiment de brûlure, etc. Quand l'émaciation a
fait des progrès, on remarque des pulsations
entre l'ombilic et l'estomac, causées par les
vaisseaux qui apportent le sang du tronc cœ-
liaque à ce viscère et aux intestins. Voici comment :

Dans l'inflammation de l'estomac, le sang, y
affluant en plus grande quantité, dilate tous les
vaisseaux gastro-mésentériques. Cette raison,
jointe à la maigreur, qui diminue la masse adi-

peuse par laquelle ces vaisseaux sont recouverts, rend leurs pulsations très seusibles à l'œil et au tact, ce qui inquiète beaucoup les malades.

L'activité des sympathies se fait remarquer sur tous les points ; quelques malades ont un sifflement dans les oreilles, que la pression sur l'estomac augmente ou diminue. D'autres accusent des bruits dans la tête, des éclats de tonnerre, des déchirements, des étourdissements, etc., etc., etc., etc.

La peau est tantôt froide, tantôt chaude ; et lorsque la souffrance de l'estomac a déterminé, par sympathie, un point d'irritation à la peau, il s'y développe tous les symptômes de l'inflammation, et il s'y élève des boutons de différentes formes, avec démangeaison, cuisson. Cela s'observe autour du torse, entre les omoplates, sous les clavicules et ailleurs.

L'on sait que certains aliments ont la propriété de faire paraître un érysipèle à la surface du corps : cela dépend de l'irritation gastrique.

Le sommeil est peu tranquille. Il existe des suffocations et des palpitations fréquentes, surtout quand l'estomac souffre au cardia.

L'affection du pylore se manifeste par la douleur à cet endroit.

Plus tard, les douleurs, qui étaient d'abord

sympathiques, finissent par devenir le signe d'une affection idiopathique, en vertu de cette loi, *ubi dolor, ibi fluxus.* Leur siége le plus ordinaire est à la tête, aux lombes, aux reins, dans les muscles, aux articulations. Très souvent ces dernières offrent un exemple de ce que nous avançons; en effet, les goutteux commencent par souffrir de l'estomac. Dans ces cas, la sympathie développe les douleurs des articulations dans lesquelles il se forme, par la fluxion, des nodus, des tophus, etc., qui déterminent une maladie idiopathique.

Dans toutes les parties du corps, l'irritation sympathique de l'estomac occasione aussi des désordres qui deviennent idiopathiques. C'est ainsi que le cerveau, les sens externes, la peau, les glandes salivaires, le foie, les reins, la vessie, l'utérus, offrent des congestions réelles, des altérations sécrétoires, des inflammations, des sub-inflammations, et que les muscles contractent une habitude convulsive qui, d'abord subordonnée aux souffrances des voies gastriques, finit par en être indépendante.

Chez les personnes dont la tête est forte, tout le cortége de la gastro-entérite se développe sans les affecter moralement. Chez celles au contraire dont la tête est faible, l'inquiétude causée par leurs souffrances altère leur raison, et les fait tomber dans une sorte d'aliénation mentale, de la manière que nous allons l'exposer.

Elles ont des idées singulières sur la nature de leurs maux : la persuasion qu'elles sont affectées d'autant de maladies qu'elles éprouvent de sensations et de phénomènes différents; la prolixité des détails auxquels elles se livrent, en consultant les médecins, afin qu'aucune de ces maladies ne leur échappe; la passion pour la lecture des livres de médecine; la recherche des spécifiques et des charlatans; le goût déterminé pour la polypharmacie; l'impossibilité de leur faire entendre que tous leurs maux viennent d'une source unique : tels sont les caractères de cette espèce de délire.

Il est évident que dans ce triste état la raison est séduite par les sensations pénibles que l'intellect reçoit des organes irrités primitivement ou par les sympathies du sens interne gastrique; mais il est faux, nous le répétons, que ces souffrances, quelque nombreuses qu'elles soient, altèrent également le bon sens de tous les hommes. Il en est dont la raison est si forte, qu'elle se conserve intacte au milieu de ces désordres, et ceux-là se prêtent avec confiance aux remèdes et aux consolations du médecin qu'ils ont choisi.

Parmi les personnes chez qui la gastrite chronique est accompagnée de sympathies nombreuses, il faut donc en distinguer de deux espèces : 1° celles chez qui la raison ne paraît point en souffrir ; 2° celles qui font sur leurs maux des commentaires ridicules qui les assimilent aux maniaques. C'est particulièrement à ces dernières que les auteurs ont appliqué le mot d'hypochondriaques, quoique les autres ne soient pas exempts des mêmes phénomènes nerveux, et surtout de la souffrance dans les hypochondres.

Résumé des formes de la gastrite chronique.

Première forme. Fièvre lente, rougeur des membranes muqueuses, et symptômes sympathiques dans les organes des sens, dans les muscles, etc., etc.

Deuxième forme. Mêmes symptômes, excepté la rougeur des membranes muqueuses.

Troisième forme. L'ingestion des aliments se fait avec plaisir, mais la digestion est pénible, et les sympathies ne paraissent que pendant qu'elle se fait.

Quatrième forme. Chez les personnes nerveuses, toutes trois aboutissent à une irritabilité nerveuse excessive, appelée hypochondrie, dont les symptômes sont en correspondance avec les fonctions de l'estomac. En effet, ces symptômes varient selon l'état de ce viscère, selon qu'il est plein ou vide ; selon que l'ingestion est ancienne ou récente, que les aliments sont stimulants ou adoucissants, etc.

Quelquefois la sensibilité est telle, que tous les aliments, toutes les boissons sont indistinctement irritants et causent les mêmes douleurs. Qnelques personnes digèrent fort bien, et la nutrition a lieu parfaitement ; mais les palpitations, les désordres de la tête et des muscles, les sensations pénibles de la poitrine, de l'abdomen, et tous les autres phénomènes sympathiques, se réveillent pendant l'acte de la digestion. Chez la plupart des individus, les stimulants font éprouver, aussitôt après leur arrivée dans l'estomac, un plaisir passager. Ce plaisir se change bientôt en un malaise, qu'ils n'attribuent pas le plus souvent à ces aliments.

La répétition, la continuité des douleurs altèrent la raison des individus faibles ; de là le délire : quelquefois survient la mélancolie, affection uniquement due à ce sentiment pénible, résultat d'une mauvaise digestion. Les hypochondriaques ont le plus ordinairement recours aux charlatans, qui en tuent le plus grand nombre avec les stimulants : car tous les stimulants, quels qu'ils soient, leur sont contraires ; leurs mauvais effets prolongent, aggravent la maladie, lassent la patience des médecins et du malade, qui devient mélancolique, et qui, fatigué de traîner une vie souffrante, finit souvent par se détruire. Ainsi la plupart des suicides sont la conséquence des digestions pénibles et douloureuses des hypochondriaques, en même temps mélancoliques.

Comme nous avons déjà eu occasion de le dire, quoique l'estomac souffre, la digestion est fort bonne : ainsi, pour caractériser une affection de l'estomac, il n'est pas nécessaire qu'il existe des rots, des nausées, des vomissements, des rapports aigres, des selles putrides ; car la digestion est une fonction si opiniâtre, et tellement liée à l'état de vie, qu'elle s'opère encore dans un degré très avancé de consomption. Souvent même nous l'avons vue s'accomplir quelques heures avant la mort, dans un estomac irrité et ulcéré dans une grande étendue. D'après cela, l'on peut dire qu'il est faux qu'un estomac irrité forme toujours des matières âcres et putrides, puisque souvent il fournit de bons sucs. Le sang et les autres humeurs sont les mêmes chez le dyspeptique et l'hypochondriaque, que chez l'homme sain.

Pour constater si les symptômes énoncés proviennent de l'état pathologique de l'estomac, il faut donner au malade, tantôt des aliments irritants, et tantôt des adoucissants. Les premiers occasionent un sentiment pénible et douloureux ; les seconds, au contraire, sont digérés sans douleur. D'après ces données, on peut conclure à l'existence de l'affection de l'estomac.

Les personnes qui ont une irritation gastrique sont-elles en outre hystériques, épileptiques, asthmatiques ; le travail de la digestion est accompagné de l'augmentation des symptômes de la maladie, et souvent même détermine un accès. Il n'y a pas plus de cinq ans qu'on a reconnu cet effet des sympathies ; c'est seulement depuis que l'on s'occupe de la recherche des lésions gastriques, qui étaient auparavant entièrement ignorées. Dernièrement un Anglais a été assez hardi pour avancer que la manie provenait toujours d'une irritation gastrique chronique. Il en a dit autant de l'asthme, qui peut également dépendre de l'irritation des bronches, du poumon, du cœur. M. Prost, qui en a parlé le premier en France, n'a point déterminé la véritable nature des affections gastriques.

Terminaisons.

Considérées en général, toutes les gastrites chroniques peuvent passer à l'état aigu, et guérir, lorsque la désorganisation n'est pas considérable, et qu'elles sont bien traitées. Ainsi, lorsque l'on a à traiter une gastrite aiguë, il est très important de savoir si elle est primitive ou consécutive. Dans le second cas, elle sera plus difficile, mais ne devra pas décourager le médecin. La gastrite aiguë est souvent une crise et un moyen de guérison pour la gastrite chronique. Il faut alors suspendre tous les aliments, afin que l'irritabilité s'épuise par la diète; et lorsque l'état aigu est terminé, l'état chronique qui l'avait précédé n'existe plus, parce que le besoin de la réparation générale ne permet plus l'accumulation de l'irritation dans les voies gastriques.

Il est en effet une loi remarquable de l'économie, en vertu de laquelle l'estomac, pendant l'accroissement du corps, fait très bien et avec une grande activité ses fonctions, et contracte difficilement une inflammation, ou s'il la contracte, elle dure peu de temps.

Mais lorsque les parties ont pris tout leur développement, l'estomac s'enflamme plus aisé-

ment. La raison en est que, pendant l'accroissement, cet organe se hâte de préparer les aliments, et les forces sont également réparties
dans tout le corps ; tandis que dans l'âge mûr,
le corps n'ayant plus à croître, et les matériaux
nutritifs étant en excès, la pléthore et la concentration des forces vers l'estomac deviennent la
cause de la fréquence des gastrites, et surtout de
leur chronicité.

L'estomac, dans la convalescence, jouit d'une
très grande activité, qui est analogue à celle qu'il
possède pendant la période de l'accroissement.
Mais, si l'on satisfait le désir immodéré qu'on a
pour les aliments, l'on reproduit la gastrite, dont
les symptômes ne sont souvent aperçus qu'après
que le malade a déjà repris des forces et de l'embonpoint.

M. Broussais avait guéri deux jeunes filles at-
taquées de gastro-entérites chroniques qui exis-
taient, l'une depuis sept ans, l'autre depuis dix.
Ces deux jeunes filles étaient dans un état qui
approchait du marasme, sans fièvre, mais éprou-
vant une très grande difficulté à avaler les aliments et à les digérer. La toux était à petites secousses et stomacale, elle ne cessait ni le jour ni
la nuit ; en même temps elles avaient des fleurs
blanches abondantes. Elles avaient été successi-

vement traitées par plusieurs praticiens, mais sans succès. Les amers avaient paru favorables à une certaine période, mais la gastrite avait reparu, disparu et reparu, encore différentes fois; enfin elle était devenue aiguë; le bouillon ne pouvait plus passer. M. Broussais les a guéries en ne leur faisant prendre que de l'eau pure pendant soixante jours; mais toutes deux sont retombées par l'effet de leur gourmandise, aussitôt que l'embonpoint et les forces ont été complétement rétablis.

Quelquefois la gastrite aiguë, qui succède à la chronique, prend le type intermittent, et l'on voit l'hypochondrie se changer en fièvre intermittente. Si, dans ce cas, on donne des toniques à un estomac irritable, l'intermittence cesse, et la maladie devient continue.

D'ailleurs, cette fièvre peut être mortelle ou guérir, selon le traitement qui lui est opposé. Traitée par les stimulants, elle cesse pour reparaître bientôt : sa guérison complète entraîne quelquefois celle de l'affection chronique.

Les affections des articulations, la goutte, le rhumatisme, déterminés par l'irritation gastrique, sont parfois comme un révulsif pour celle-ci. Tant que ces maladies sont dans leur force, l'estomac fait bien ses fonctions : il les fait mal quand elles s'apaisent. L'on a vu la goutte céder à l'apparition de la gastrite déterminée par des médicaments irritants.

Dans tous les cas où la gastrite chronique n'est pas bien traitée, le malade perd l'appétit, maigrit, et meurt dans la consomption. Quelquefois un squirrhe se déclare, 1° parce que la constitution de l'individu s'y est prêtée; 2° parce que la saison, la température et le pays humide que les individus habitent, sont favorables à son développement. Les personnes d'un tempérament lymphatique, chez lesquelles les vaisseaux blancs sont très irritables, sont plus propres à contracter cette sub-inflammation. Elle se développe rarement sans le concours de ces diverses causes.

Dès qu'il y a squirrhe, c'est-à-dire dès que les tissus sont décomposés, la maladie est incurable. Il est donc nécessaire de s'assurer si le squirrhe existe, pour se diriger dans le traitement. Cela n'est pas toujours facile.

Le signe général, mais non infaillible, qui annonce la désorganisation squirrheuse, est la couleur pâle, jaune, blafarde des malades, les douleurs lancinantes et les progrès incoercibles du marasme. Mais quand la tumeur est perceptible au tact, on a plus de certitude.

Le squirrhe peut occuper dans l'estomac, 1° le cardia, 2° le pylore, 3° le bas-fond.

Signes du squirrhe et du cancer du cardia.

L'inflammation chronique de la muqueuse de l'estomac et le squirrhe du cardia présentent à peu près les mêmes symptômes : douleur rapportée au cardia, sous le sein gauche, au dos, au pharynx ; sensation pénible que l'on éprouve lorsque les aliments franchissent le cardia ; expuition fréquente. Les symptômes propres à cette affection seule sont, une douleur lancinante, la pâleur, la décoloration et la consomption, quand la maladie a fait des progrès. Lorsqu'il y a seulement développement des vaisseaux blancs, soit dans l'estomac, soit dans les poumons, la peau est pâle ; mais elle est de couleur de lie de vin dans le cas d'irritation des vaisseaux rouges. Ainsi, d'un coup d'œil, par la teinte rose ou pâle des joues, on peut d'abord soupçonner l'espèce de la maladie.

Squirrhe du pylore.

Les malades éprouvent une douleur rapportée au fond de l'hypochondre droit, vis-à-vis la vé-

sicule biliaire. Cette douleur retentit dans l'é-
paule ; le foie entier en est même souvent affecté.
Il existe de la rénitence, une douleur à la pression, des vomissements deux ou trois heures
après le repas. Mais après les vomissements plus
ou moins prolongés, la sensibilité de l'estomac
s'émousse ; cet organe se prête, se dilate, et acquiert quelquefois une capacité telle, qu'il descend jusqu'au pubis : les vomissements n'ont lieu
alors que par regorgement. Les matières des vomissements sont noirâtres, aigres, semblables
au marc de café. Dans la fièvre jaune, le même
phénomène s'observe sans qu'il existe de squirrhe. Quelquefois ce sont des glaires qui entraînent des corps semblables à l'enveloppe des se-
mences d'avoine ; ce sont peut-être des hydati-
des : d'autres fois, lorsque le foie forme la paroi
de l'estomac qui est ulcérée et perforée, les vomissements sont sanieux, sanguinolents, fétides,
noirâtres ; les déjections sont rares, poisseuses,
et sont annoncées par des douleurs plus ou moins
vives, qui augmentent le volume de la tumeur.

Lorsque le pylore, qui se refusait au passage
des aliments, a, par les progrès de la maladie,
perdu sa sensibilité, les aliments passent dans
les intestins, et causent souvent une entérite et
même une péritonite. Souvent aussi il n'y a que

la diarrhée, sur la cause de laquelle il ne faut pas se tromper. Chez quelques personnes, l'estomac se perfore sans adhérence, et les ingesta s'épanchent dans la cavité péritonéale, où ils causent une inflammation qui termine promptement la maladie par la mort. L'on a des exemples de cette affection sans vomissements : la jaunisse s'y observe rarement.

Squirrhe du bas-fond de l'estomac.

L'estomac est alors peu dilatable ; la tumeur s'étend de l'épigastre dans l'hypochondre gauche. On reconnaît le squirrhe de cette partie à sa rénitence ; le malade prend peu d'aliments, et ils sont bientôt rejetés. On retrouve beaucoup de symptômes ci-dessus décrits : le marasme précède la mort.

Parmi tous ces symptômes, beaucoup sont communs à d'autres affections ; les seuls pathognomoniques sont :

Pour le cardia : la décoloration, le marasme, les douleurs lancinantes.

Pour le pylore : la tuméfaction perceptible à l'extérieur, les vomissements, le développement de l'estomac.

Pour le bas-fond : la tumeur, la rénitence,

le marasme. Lorsque ces signes manquent, on ne peut raisonnablement augurer que la gastrite muqueuse, que la coloration des lèvres, de la langue et de l'extrémité de l'urèthre rend plus probable.

La durée de la maladie ne peut pas être rigoureusement déterminée. En général, plus le système sanguin est ému, plus il y a de fièvre ; plus le cours de la maladie est rapide, plus la désorganisation est active.

Chez les personnes froides, apathiques, molles, la lenteur de l'acte morbide et désorganisateur coïncide avec la lenteur de toutes les fonctions vitales.

A l'autopsie, l'on trouve la muqueuse rouge, noire, ulcérée, parsemée de vaisseaux injectés, et dont le calibre est accru ; ou bien le squirrhe et le cancer avec les adhérences ; des ulcères pénétrant dans le foie, dans la rate, et autres désorganisations assez connues des anatomistes.

Phlegmasie chronique de l'intestin grêle (entérite chronique).

Les symptômes de l'entérite chronique se confondent, pour la plupart, avec ceux de la gastro-entérite chronique. Nous allons exposer ceux qui lui sont particuliers. Le tact ne nous indique pas le point douloureux, parce que la sensibilité est trop obscure dans la muqueuse des grêles. Mais on reconnaît souvent cette nuance de phlegmasie à l'élévation du ventre vers son milieu, à la rénitence, à la chaleur âcre de la peau ; au caractère de la douleur, qui est obscure, profonde ; à la sensation d'une espèce de globe au niveau de l'ombilic ; à des bosselures qui dépendent du gonflement des ganglions lymphatiques ou de l'épaississement des parois de l'intestin. On peut en outre prononcer qu'il existe une entérite chronique, lorsqu'il n'y a point eu de péritonite antécédente, mais bien une gastro-entérite avec diarrhée ; car la diarrhée n'est pas ordinaire à la péritonite, excepté quand, à force de douleurs, pour ainsi dire, la maladie est devenue indolente, puisque, dans son état aigu, la violence de la douleur empêche les intestins d'agir, et la constipation en est le résultat.

Comment distinguer que la diarrhée provient de l'inflammation du gros intestin ou seulement de l'intestin grêle ? Tant que l'intestin grêle est seul affecté, la diarrhée est sans ténesme, sans effort violent, sans douleur dans le trajet du colon.

Les auteurs donnent à cette espèce de diarrhée

le nom de lienterie, mot qui signifie intestin glissant, laissant sortir les matières sans réagir sur elles.

Quand, au contraire, la phlegmasie du colon existe, toujours on observe la douleur appelée colique et le ténesme.

Dans l'entérite chronique des intestins grêles, les matières se précipitent sans effort; de plus, il y a rougeur de la langue, une petite fièvre avec redoublement le soir, chaleur âcre de la peau, surtout à la paume des mains et à la plante des pieds, amaigrissement. Les membres s'infiltrent, et, par les progrès du marasme, la mort arrive. C'est ce que l'on appelle carreau chez les enfants.

A l'examen du cadavre, on trouve l'intestin grêle rouge par anneaux, des épaississements, des invaginations, des ulcérations et des perforations; les ganglions sont gonflés, rouges ou blanchâtres, comme lardacés, fermes ou diffluents. Vis-à-vis d'eux, le mésentère est raccourci, contracté, injecté par l'inflammation, et l'intestin est rétréci dans sa capacité, épaissi et comme lardacé. Le volume des ganglions varie extrêmement; quelquefois ils sont peu développés, d'autres fois l'on trouve des ganglions gros comme le poing. L'on ne doit pas ignorer que tous ces désordres suivent l'inflammation de la membrane muqueuse intestinale, qui est toujours affectée la première et influence d'abord les ganglions qui correspondent à ses portions malades.

De la dyssenterie chronique.

L'inflammation chronique du gros intestin peut être bornée à sa membrane muqueuse, ou occuper toute son épaisseur.

Cette maladie peut être primitive ou consécutive à l'entérite ou à la gastro-entérite.

Causes.

Les causes de la dyssenterie chronique sont les mêmes que celles de la dyssenterie aiguë. Certains hommes, au lieu de contracter une colite aiguë sous l'influence de ces causes, n'offrent à l'observation qu'une dyssenterie chronique primitive. Inflammation de la membrane muqueuse seulement.

Dyssenterie chronique (inflammation consécutive).

Symptômes. Cette affection se manifeste à la

suite d'une autre phlegmasie, par une douleur vive du colon ou du rectum, par des ténesmes, des coliques qui se promènent le long des trois portions de l'intestin. L'estomac souffre toujours aussi sympathiquement. Un phénomène très remarquable, et que l'on ne doit pas ignorer, c'est que cette phlegmasie ne s'accompagne presque jamais de fièvre, et même elle la fait aussitôt disparaître, lorsqu'elle devient prédominante sur la maladie qu'elle complique. Les autres symptômes sont la fréquence des selles, qui sont abondantes et fétides, le ténesme, la prostration, des picotements à l'anus; alors on lui a donné le nom de diarrhée colliquative. L'on pensait que l'intestin avait perdu sa contractilité. Dans le but de la rappeler, on employait des toniques en grande quantité. Cette phlegmasie est d'autant plus promptement suivie de la mort, que les malades sont plus faibles.

Diarrhée chronique (inflammation primitive).

Quand la colite chronique est primitive, on l'appelle aussi diarrhée; l'évacuation précipitée des matières fécales, l'absence des signes de l'entérite ou de la gastro-entérite, la bonne santé de l'individu, et le manque de fièvre, la caractérisent. S'il s'y joint du ténesme avec douleurs au moment de l'évacuation, elle est nommée dyssenterie.

Considérons la diarrhée dans ses différents degrés.

Premier degré. Il est sans phlogose apparente.

Causes.

Le plus souvent ce sont des causes débilitantes qui la produisent médiatement. Un mauvais régime la détermine, surtout chez les phlegmatiques. C'est ainsi que les aliments de difficile digestion, les aliments muqueux, les fruits qui ne sont point mûrs, la viande de cochon, pris en excès, etc., causent la diarrhée.

Symptômes.

Des évacuations copieuses et fréquentes, non précédées des signes de la gastro-entérite, l'absence de douleur et de fièvre, en sont les caractères. Si elle se prolonge pendant plusieurs mois, les malades maigrissent considérablement. On a même des exemples de mort à la suite d'un grand épuisement, par cette affection, sans qu'elle se fût compliquée d'autres maladies.

Deuxième degré. Dans celui-ci l'inflammation est apparente ; elle est caractérisée par des évacuations nombreuses, surtout le matin. A cette époque de la journée, les malades vont quatre, cinq, six fois de suite à la garde-robe. En outre il existe du ténesme et des coliques.

Quelle que soit la cause de ces deux degrés d'irritation, le colon, obligé de se contracter sans cesse pour expulser les matières, finit par s'enflammer ; c'est ordinairement le deuxième ou troisième jour de ces contractions très souvent répétées, et quelquefois beaucoup plus tard, que la phlogose se déclare. Voici ce qui arrive : la membrane muqueuse, sens interne, reçoit les impressions ; elle fait agir la musculeuse ; la membrane péritonéale est entièrement passive, la muqueuse à la fin se rubéfie et s'enflamme.

La même chose a lieu pour l'estomac, et sans doute pour tout le conduit alimentaire, dans les cas d'irritation sympathique. Par exemple, dans la grossesse commençante, les sympathies de l'utérus déterminent des vomissements qui sont d'abord uniquement nerveux ; mais, par leurs répétitions fréquentes, ils causent l'inflammation de l'estomac, et dès lors ces vomissements cessent d'être l'effet sympathique de l'influence de l'utérus.

Ainsi, souvent à la suite de causes débilitantes, l'on voit survenir des phlegmasies qui
exigent cependant le même traitement que celles
qui sont produites par des causes locales directement excitantes.

De quelle nature sont les selles?

En raison du degré d'irritation de la membrane muqueuse, les déjections passent par tous
les états.

Elles sont stercorales, séreuses, bilieuses, ou
muqueuses dans la diarrhée lente; elles sont purulentes, sanguinolentes, selon le degré de l'irritation. Ces différentes nuances peuvent se présenter dans l'espace de quelques jours pour la
phlegmasie consécutive et pour la primitive.

Si l'on arrête les produits de la maladie, la
faiblesse, la pâleur s'emparent du malade, les
tempes se creusent, la peau devient sèche, elle
se couvre de crasse; les urines sont concentrées;
la soif est considérable, et le malade meurt d'é-
puisement, avec ou sans hydropisie, en proie
quelquefois à un mouvement fébrile léger, au
ténesme, et à des chaleurs abdominales. Si l'individu est fort, irritable, d'une constitution sèche, il périt sans hydropisie, consumé par la
fièvre, le ténesme, les coliques, etc. Est-il, au
contraire, flegmatique, apathique; le marasme

14

survient d'abord, puis les membres inférieurs s'infiltrent, l'œdème en se propageant envahit toute l'étendue du tissu cellulaire sous-cutané, une ascite légère, rarement considérable, se forme, et le malade succombe au milieu des symptômes de l'épuisement et de l'hydropisie.

Autopsie.

A l'ouverture du cadavre l'on trouve le colon épaissi ; sa membrane muqueuse bosselée, rouge dans des endroits, détruite dans d'autres, et parsemée de dépôts de matières tuberculeuses ; quelquefois elle est veloutée, noire, d'autres fois, rétrécie, gonflée, comme squirrheuse ; l'on y trouve rarement des vers.

Lorsque l'inflammation existe à l'origine du gros intestin, le grêle participe toujours à cet état, au moins dans l'étendue de cinq à six pouces.

Le colon peut être frappé de phlegmasie circonscrite. Il se rétrécit à cet endroit. L'affluence des matières fécales arrêtées distend l'intestin au dessus de l'étranglement : dans cet état, la constipation a lieu avec des efforts considérables de l'intestin pour se débarrasser des matières qui l'irritent de plus en plus. Les coliques deviennent atroces, si l'on ne peut obtenir la sortie de ces matières ; les malades sont quelquefois huit, douze jours, etc., sans aller à la garderobe ; des gaz se dégagent ; ils causent de violentes douleurs jusqu'à ce que la masse des matières venant à se fluidifier par le mélange des humeurs que l'irritation appelle, ces matières sortent par l'étroite voie qui leur reste ; et le calme s'établit jusqu'à ce qu'une nouvelle congestion vienne déterminer une autre crise. Ces efforts causent quelquefois la fièvre, différents phénomènes nerveux sympathiques, les vomissements stercoraux, la crevasse, la péritonite et la mort.

Pronostic.

La phlegmasie chronique est-elle consécutive à la phlegmasie aiguë, est-elle limitée au colon ; la désorganisation et la mort peuvent arriver en peu de temps.

Est-elle liée à une autre phlegmasie, à la phthisie par exemple ; la surface interne du colon, enflammée et semée d'ulcérations, fournit une grande suppuration ; les malades succombent rapidement aux évacuations copieuses, dans lesquelles l'économie semble se fondre et se liquéfier : de là le mot de diarrhée *colliquative.*

14.

La diarrhée est-elle primitive et chronique, elle est moins dangereuse ; les malades se négligent, s'épuisent, mais la désorganisation est bien moins prompte que dans les précédentes : aussi la guérison est plus facile. La mort survient-elle, on trouve toujours des traces de phlegmasie.

Dans toutes, le danger se mesure par la fièvre et les douleurs ; car le pronostic est toujours fâcheux quand il existe une gastro-entérite où la langue, les yeux sont rouges et secs ; le pouls petit, serré ; les évacuations abondantes, fétides ; les traits décomposés ; le ventre chaud, douloureux ; le foie affecté, versant un fluide bilieux, abondant (flux hépatique).

La muqueuse du colon une fois atteinte d'une phlegmasie, les deux autres membranes peuvent l'être aussi, et quelques points peuvent être enflammés plus que d'autres ; c'est ainsi que se forment les cancers.

Des corps étrangers peuvent y concourir dans tous les points de ce canal, parce qu'ils bouchent l'intestin à l'endroit où ils s'arrêtent, et empêchent l'issue des matières excrémentitielles : de là l'inflammation de la muqueuse, puis de toute l'épaisseur de l'intestin, de la manière qui a déjà été exposée.

Tant que le cours des excréments est libre,
l'on ne peut point distinguer la phlegmasie pa-
renchymateuse de la phlegmasie muqueuse ; mais
s'il est arrêté, on la distingue par des caractères
essentiels.

Les matières s'accumulant au-dessus de l'é-
tranglement, la constipation et le gonflement
du ventre paraissent ; l'anxiété et des efforts terribles sollicitent les malades jusqu'à ce que l'é-
vacuation ait lieu ; et quand elle n'a pas lieu,
ces malades meurent avec tous les symptômes
les plus déplorables de la gastro-entérite, ou de
la péritonite. Telles sont les bases du pronostic.

Traitement des gastrites et des entérites chroniques.

Les bases du traitement des phlegmasies chroniques du canal digestif sont les mêmes que
celles des phlegmasies aiguës, avec quelques
modifications qu'exige l'état chronique. L'on ne
peut donner ici que des généralités qui, dans
la pratique, doivent être modifiées pour chaque
individu, d'après l'âge, le sexe, le tempérament,
la profession, l'habitude, etc.

Nous allons examiner toutes les phlegmasies
chroniques des voies digestives l'une après l'autre.

Commençons par la gastrite.

Dans l'exposition de cette maladie, nous avons distingué un premier degré avec fièvre. Il a le plus grand rapport avec la gastrite aiguë; le traitement diffère peu. Si donc le malade a encore de la couleur, de l'embonpoint, on appliquera des sangsues ou des ventouses scarifiées à l'épigastre ou à l'anus, autant de fois qu'il sera jugé nécessaire.

Quelquefois la première application exaspère les douleurs pendant les premières heures, lorsque la pléthore n'est pas détruite; mais l'on voit le bien-être arriver douze ou vingt-quatre heures après la seconde application : l'on doit se régler sur les résultats pour revenir à d'autres applications. Le malaise qui a lieu après la première application de sangsues, provient de ce que les viscères qui souffrent de la soustraction subite des matériaux qu'ils étaient accoutumés de recevoir en attirent d'autres : ce qui augmente momentanément la congestion et la douleur.

Tant qu'il y a des forces, de l'embonpoint, un petit mouvement fébrile, de la chaleur, de la rougeur, il ne faut point faire attention à cette petite exacerbation qui n'est que passagère, mais revenir avec confiance à l'application des sangsues.

L'on doit, avec la plus grande sévérité, joindre

à ce moyen une diète rigoureuse. Il est des gastrites chroniques dans lesquelles les liquides même les plus doux doivent être supprimés. Nous rappelons ce que nous avons dit dans le traitement des gastrites aiguës ; savoir, qu'il s'en trouve qui nécessitent que le malade reste vingt-quatre, trente, soixante heures, sans rien prendre, pas même de l'eau, puisque sa présence dans l'estomac est accompagnée de douleurs.

Il faut encore ne pas négliger d'appliquer des cataplasmes émollients, et de faire des fomentations de même nature sur la région qu'occupe l'estomac. L'on doit donner des lavements, qui surtout sont très utiles et même indispensables lorsqu'il y a constipation. Tous ces moyens sont nécessaires pour satisfaire les bouches absorbantes, fournir de l'eau à la masse du sang, favoriser les excrétions, et obtenir une amélioration sans que l'estomac en souffre.

Lorsque ce dernier peut supporter les boissons, nous avons reconnu que les liquides adoucissants sont ceux qui conviennent le mieux. Nous avons obtenu de grands succès de la méthode suivante : Nous commençons par donner de l'eau simple, à laquelle nous faisons succéder l'infusion de réglisse, préférable, dans ce cas, à toutes les autres boissons. Quelquefois même nous la faisons préparer à froid. Nous administrons ensuite l'eau d'orge, ou celle de gomme, auxquelles nous ajoutons un sirop. L'on ne doit les donner dans le principe que par cuillerées.

La rougeur des muqueuses, telle que celle de la langue, des yeux, etc., peut encore persister ou avoir disparu. Cela dépend de l'idiosyncrasie du sujet.

Si les autres symptômes continuent leur marche, surtout si la chaleur de l'épigastre existe, il ne faut pas hésiter d'employer ce traitement.

Quand la rougeur des muqueuses est en partie dissipée, que le malade désire des aliments, il faut encore l'en priver quelques jours, parce qu'ils lui seraient nuisibles ; après les boissons aqueuses, l'on doit administrer les mucoso-sucrés, des bouillies légères avec la farine de froment torréfié, du riz, les crèmes des cuisiniers, auxquelles on fera ajouter un peu de gomme, et des fécules très légères ressemblant plutôt à des tisanes : dans les intervalles, on ne donnera que des boissons aqueuses et l'eau de réglisse.

Il n'y a point d'époque fixe pour faire l'un ou l'autre traitement: car certains individus sont guéris au bout de sept à huit jours, tandis que d'autres ne le sont qu'après deux ou trois mois.

A cette occasion, nous mentionnerons l'histoire d'une femme réduite au marasme le plus complet par une ancienne gastrite chronique : elle ne pouvait plus se tenir que courbée, accroupie, et avait vomi une grande quantité de matières noires. Elle rejetait tout ce qu'elle prenait, au point de faire croire que l'estomac était squirrheux et désorganisé.

Cette femme fut guérie par une diète de soixante-quatorze jours, pendant lesquels elle ne prenait qu'une décoction de pomme de rainette, par cuillerée ; toutes les fois qu'elle faisait usage des stimulants, sans être aperçue, elle aggravait son état.

Les lavements d'eau de tripes lui furent très utiles ; ils sont d'une grande ressource dans ce cas. Toutes les fois qu'il n'existe pas de squirrhe ou une autre désorganisation grave, on peut espérer, avec le temps, de rétablir le malade. Les gastrites chroniques les plus opiniâtres sont celles qui sont dues à des excès long-temps continués de boissons alcooliques, et au traitement stimulant.

Nous avons remarqué l'année dernière que les gastrites chroniques étaient plus rebelles, à cause de la température chaude et sèche de l'été, qui a laissé beaucoup d'irritabilité dans les voies gastriques.

La plupart des médecins emploient les stimulants, tels que l'eau de Vichy, la rhubarbe, le
quinquina, la thériaque, l'opium, etc. ; leur administration est ordinairement suivie d'un soulagement trompeur, auquel succède une augmentation de symptômes.

On obtient beaucoup de succès de l'application du froid à l'aide de la glace, de l'eau froide,
de l'oxycrat, sur l'épigastre. Si le froid incommode, il faut le suspendre. On doit toujours suivre la même règle pour les narcotiques et les
aromatiques, dans tous les cas, en général, où
ils nuisent au malade. On peut maintenir la glace
appliquée pendant deux ou trois heures, si elle
ne déplaît pas, et si elle n'incommode point.

Si la glace est nuisible, on y supplée par des
compresses imbibées d'une décoction de plantes
émollientes ; on renouvelle leur application deux
ou trois fois par jour, selon la susceptibilité de
l'individu. On peut affirmer, en règle générale,
que les moyens qui soulagent le mieux, sont la
diète, les sangsues et le froid, tandis que les stimulants, qui font éprouver un bien-aise passager,
sont toujours nuisibles.

Il est une nuance de la gastrite chronique, dans
laquelle le malade est tourmenté par une faim extraordinaire (boulimie) ; il prend quelquefois le

vin avec plaisir ; mais il souffre pendant la digestion, etc. On a à choisir entre un traitement pal-
liatif par les toniques, et une cure radicale par
les débilitants. Il faut faire opter le malade, dont
on a à combattre l'idée de faiblesse : on n'a pas
moins à faire contre ceux qui l'entourent et qui
lui conseillent un régime contraire ; on peut se
persuader qu'avec la diète, trois ou quatre applications de sangsues, l'eau de gomme, etc., on
verra cette faim excessive tomber. Il faut avertir
qu'en même temps que la maladie marchera vers
la guérison, l'embonpoint se perdra, pour revenir avec une rapidité étonnante lorsque la guérison sera complète.

Quelques muscles sont-ils douloureux, l'application des sangsues fera disparaître les douleurs : on peut employer des ventouses, mais
seulement à défaut de sangsues, parce que leur
succès est toujours douteux.

Quant aux bains tièdes, il faut observer que,
si l'irritabilité est extrême, la langue rouge, et si
l'activité du cœur est considérable, le froid convient mieux que ces bains. Pendant que l'on applique le froid sur l'abdomen. si le malade est
pris de toux, on lui défend la poitrine par des
cataplasmes chauds et émollients. Aux riches,
on ordonne des bains oléagineux et lactés, et

aux pauvres, des bains avec la décoction de guimauve, en y ajoutant de la gélatine : ces bains conviennent quand la peau est froide, le pouls petit, et que l'irritation est permanente dans l'estomac. Remarquons ici qu'ils ne sont point convenables aux pléthoriques, qu'ils exposent aux congestions sanguines vers un organe important.

Le traitement est à peu près le même pour les hypochondriaques dont les fonctions digestives sont d'une mobilité excessive, et dont les sympathies sont très prononcées. Chez eux, la constipation alterne rapidement avec la diarrhée ; chez eux aussi le découragement est très commun : cet état nécessite un mode de traitement particulier.

Quand, par les adoucissants et la diète, on a calmé les accidents, il est utile de faire concourir les exercices, la distraction, pour éloigner les idées tristes qui assiégent ces sortes de malades.

Car la préoccupation de la douleur la fait exaspérer, comme le besoin de manger, d'aller à la selle, d'uriner, augmente lorsqu'on y porte attention, et la douleur dans ce cas est le double, le triple et le centuple de ce qu'elle serait. Ainsi, dès que les forces le permettront, l'on fera voyager les hypochondriaques, on leur inspirera le goût des fleurs et de leur culture ; on leur fera éviter toute promenade solitaire, soit en leur créant des occupations, soit en les envoyant aux eaux minérales. Ces eaux ne doivent contenir ni soufre, ni fer, mais de l'acide carbonique. On en retire un double avantage, tant pour la distraction que les malades y prennent, que par les vertus médicamenteuses des eaux pour lesquelles ces voyages sont suscités : mais surtout si on leur permet des stimulants, il faut y mêler une grande quantité d'eau de gomme ou d'orge. Les spectacles peuvent être utiles à ceux qui n'y sont pas accoutumés : c'est principalement la marche ou tout autre exercice qu'il faut proportionner moins au corps qu'à l'esprit. Une personne nerveuse, par la force de son imagination, peut se créer une douleur factice qui devient ensuite réelle ; car ce ne sont pas ces malades qui bâillent toutes les fois qu'ils veulent réfléchir. Au printemps, les fruits rouges et leurs sucs dépurés seront recommandés pour inspirer plus de confiance ; il en est de même de l'eau de végétation, et des sucs d'herbes émollientes. Il faut toujours désigner les plantes, sans en laisser le choix aux pharmaciens et aux herboristes, parce qu'ils ont l'habitude de fournir la chicorée, le cresson, qui sont de véritables poisons pour les personnes irritables.

La dernière de ces plantes a le grave inconvé-

nient d'agir si fortement sur la membrane génito-
urinaire, qu'elle l'irrite au point de produire une
douleur analogue à celle qui est causée par un
calcul. Les plantes que l'on doit préférer sont la
laitue, la poirée, les épinards, la pariétaire, l'o-
seille, la mauve, les mâches; lorsque les boissons faites avec ces plantes ne conviennent pas
au malade, il faut y faire ajouter du petit-lait et
un sirop approprié. Dans la convalescence de ces
maladies, pour faciliter la sécrétion de l'urine,
la plupart des médecins ont l'usage d'y faire entrer en même temps de l'acétate de potasse ou
de la crème de tartre. Ce mélange est plus nuisible qu'utile. L'on proscrira rigoureusement le
vin, le chocolat, même le plus analeptique, les
pâtisseries, les salaisons, les eaux de Vichy, qui
aggravent les symptômes; il en est de même des
fondants, tels que le savon, le calomel, l'opium,
ainsi que tous les toniques forts et énergiques.
Le malade se plaint-il de rougeur de la gorge,
du nez, du larynx, de douleurs entre les épaules, l'on y opposera les sangsues et les émollients:
dans tous les cas le café est contraire.

Médicaments ordinairement employés pour ai-
der le régime.

Outre les boissons et les tisanes adoucissantes
et émollientes dont nous venons de parler, et que

l'on peut regarder comme les meilleurs médicaments, il en est encore d'autres mis en usage, plus pour plaire aux riches et satisfaire les malades, que pour leur utilité réelle. Ces médicaments sont les suivants : parmi les sirops adoucissants, ceux de gomme arabique, de guimauve, de capillaire, d'amandes douces, de violette, de mou de veau, et de limaçon; parmi les sirops acidules, ceux de vinaigre, de limons, d'oranges et de calebasses qui ont peu d'acidité, conviennent à beaucoup de personnes.

Cependant tous ces médicaments ne doivent pas être employés indifféremment : dans le cas d'une trop grande irritation, ceux de mou de veau et de limaçon, comme azotés, ne sont point convenables; alors c'est aux muqueux qu'il faut donner la préférence; d'ailleurs, il est un inconvénient que l'on ne peut pas éviter, c'est que les acides ne sont pas bien goûtés par tous les estomacs.

L'on peut mêler ces sirops à l'eau, ou les réunir deux à deux à l'aide de l'eau simple, et les faire prendre par cuillerées, ou les faire servir aux premiers repas des malades, qui y tremperont la quantité de pain qui leur aura été prescrite. Avec l'eau de pourpier, de laitue, et avec ces sirops, on peut même formuler des juleps. Les

Allemands font également entrer l'opium dans ces potions ; mais comme un irritant qui agit directement sur les intestins et cause la constipation n'est pas propre dans tous les temps, il ne convient pas de l'employer lorsque l'irritation sanguine existe, lorsque la diarrhée succède rapidement à la constipation. L'on peut s'en permettre l'usage lorsque la langue est pâle, que les contractions des intestins sont douloureuses : on prescrit alors le sirop de diacode à la dose d'une demi-once à une once, dans la potion dont nous avons parlé ci-dessus.

Les Allemands emploient encore l'oxide blanc de bismuth à la dose de un à deux grains ; cet antispasmodique et astringent cause souvent une irritation préjudiciable.

L'extrait de chiendent, à la dose d'un à deux gros, même quelquefois d'une once, et que l'on peut délayer dans quatre onces d'eau de laitue édulcorée avec le sirop de capillaire ou de gomme, jouit aussi en Allemagne de la réputation de fondre les squirrhes de l'estomac ; cette potion se donne par cuillerée quand la chaleur est modérée : ce médicament, comme adoucissant et nutritif, a réussi dans beaucoup de cas ; il a l'avantage d'être agréable au goût d'un grand nombre de personnes.

Il est des médicaments qui sont convenables à certains individus et ne le sont pas à d'autres. C'est ainsi que les eaux de Seltz, qui contiennent beaucoup d'acide carbonique, sont rarement favorables à d'autres qu'aux bruns et aux hommes robustes qui aiment les acides. On les emploie dans les vomissements rebelles ; elles nécessitent une grande réserve, à cause de leur propriété irritante. L'huile d'amandes douces, que l'on associe aux sirops de capillaire et de gomme, est propre, au contraire, aux personnes délicates ; le sirop de limon et l'huile d'amandes douces font une potion qui déplaît à peu d'hommes.

Dans les complications vermineuses, l'on donne en potion l'eau de pourpier, le sirop de limon, de groseille, avec l'huile d'amandes douces. Dans cette même complication on a retiré de grands avantages de l'eau simple dans laquelle l'on a fait bouillir du mercure cru ; c'est probablement à l'arome de ce métal qu'elle doit cette propriété : les enfants d'une constitution muqueuse, ou affectés de carreau, s'en trouvent bien. Une boisson bien simple et nullement irritante se compose de huit ou dix grains de gomme-adragante, que l'on dissout dans une pinte d'eau et que l'on colore avec l'orcanette, le safran ou le sirop de violette, afin de plaire aux malades et leur inspirer plus de confiance.

La pommade mercurielle, employée pour fondre les squirrhes de l'estomac, a des succès bien douteux. Nous avons vu des gastrites terribles produites par ce moyen, aussi ceux qui l'emploient jouent pour ainsi dire à quitte ou double. Mais si une gastrite cède à un tel moyen, combien ne cédera-t-elle pas plutôt aux adoucissants?

Il faut s'abstenir de toutes les substances plus ou moins nutritives pendant l'intensité de la maladie, et revenir de temps en temps aux sangsues.

L'appétit devient-il pressant, n'existe-t-il plus que la mobilité des voies digestives; l'on peut permettre des aliments avec modération, toujours lorsque l'on s'aperçoit que les forces reviennent, jamais auparavant. L'on donne des bouillies, des crèmes, du riz, etc., des panades, des laits de poule qui ne sont autre chose que des jaunes d'œufs délayés dans du lait ou de l'eau froide qu'on édulcore. C'est encore le cas de prescrire une solution de blancs d'œufs battus dans l'eau, ou la décoction blanche avec un peu de sucre, ensuite on en vient au consommé de poulet farci d'orge perlé; lorsque les malades aiment mieux mâcher les aliments, on leur permet de tremper un peu de pain dans le consommé ci-dessus. Le lait battu avec un œuf entier et bouilli, est assez bon, pourvu qu'il ait été passé; le lait des divers animaux, celui d'ânesse, conviennent à la plupart des estomacs. En été, il faut ordonner de boire, entre les repas, de l'eau à petite dose, parce que la transpiration cutanée étant très abondante, la partie fluide des aliments est absorbée dans l'estomac même, et la pâte chymeuse, trop concentrée, irrite le pylore et en détermine l'inflammation.

Lorsque l'appétit devient meilleur, que la santé paraît affermie, on peut accorder une ou deux onces de viandes blanches, telles que du poulet ou du veau, avec le double de pain, par jour. Entre ces petits repas, on ordonne de boire de l'eau ou de la petite bière mousseuse; et si le malade aime les acides, il peut en user, mais en petite quantité, pour ne pas prolonger la convalescence : tel est le meilleur moyen de prévenir le rechutes.

La digestion se fait-elle trop rapidement, la rechute est inévitable. Toutes les fois que les fonctions de l'estomac ne sont point en rapport avec les aliments que l'on ingère dans son intérieur, toujours la pyrosis, la gastrodynie, la gastralgie, ou des vomissements, se déclarent.

Toutes ces affections nouvelles cèdent aux mêmes moyens qui viennent d'être exposés.

Traitement de l'entérite chronique.

Cette phlegmasie est-elle prédominante, ce que l'on reconnaît, comme nous l'avons déjà dit, à la tuméfaction du ventre, à une petite fièvre, à la couleur terne de la face, aux légères coliques, à la diarrhée sans ténesme; le traitement est le même que celui de la gastrite chronique quant aux boissons et au régime : mais les moyens locaux présentent quelques modifications; c'est ainsi qu'il se manifeste souvent des douleurs à l'ombilic et au cœcum; alors on pose des sangsues de préférence sur ces régions : la diète, dans ce cas, devient indispensable. Nous avons quelquefois été obligés de la faire observer pendant quarante ou quatre-vingts jours, ne donnant que de l'eau, tant qu'il existait de la douleur dans le ventre, que la langue était rouge, et que le malade conservait de la force et quelque peu d'embonpoint; on doit mesurer la durée de la diète par les forces du malade.

Si la diète, le régime, les sangsues, ne font que diminuer la force du pouls sans modérer sa fréquence et l'altération des traits; s'il existe en même temps de la dureté dans le ventre, il n'y a plus lieu de s'attendre à la guérison complète du malade.

Il ne faut pas alors être rigoureux sur le régime ; il convient, au contraire, d'accorder des potages et des aliments plus nutritifs, afin de ne pas abréger les jours du malade par une diète trop sévère : c'est parmi les adoucissants que l'on doit choisir les moyens qui peuvent le soulager, et calmer les accidents selon l'indication qu'ils présentent.

Vésicatoires.

Il est des médecins qui, dans tous les cas, sans distinction, appliquent des vésicatoires sur le ventre ; mais il est très peu de circonstances où ils conviennent ; ils sont au contraire presque toujours nuisibles. Le ventre est-il très chaud, existe-t-il de la fièvre ; il n'est point rationnel de les employer, non plus que le moxa, avant que la fièvre et la chaleur soient dissipées.

Y a-t-il une complication vermineuse, le traitement est le même que pour celle de la gastrite chronique. Cette variété se rencontre fréquemment chez les enfants auxquels on fait quelquefois prendre difficilement des vermifuges ; on

les administre alors en frictions sous la forme
de liniments. Il ne faut point donner à l'intérieur
la coraline de Corse, si préconisée, non plus
que la tanaisie; mais le but principal doit être
de calmer l'irritation, et les vers disparaîtront.
Les fondants, tels que les savonneux, la sapon-
naire, le carbonate de potasse, etc., ne conviennent point tant que l'irritation existe; les
amers, tels que la teinture de gentiane, le
kina, etc., sont nuisibles : le sirop antiscorbu-
tique est tout-à-fait contraire dans la gastro-
entérite des enfants, appelée carreau.

L'hydropisie survient-elle, on peut employer
les palliatifs, au nombre desquels se trouvent
le chiendent, la pariétaire, le petit-lait clarifié
aiguisé de crème de tartre, auxquels on joint
les topiques émollients. Lorsque tous les symptômes sont exaspérés, que les douleurs sont
très fortes, on a recours aux narcotiques et aux
lavements de même nature.

Traitement de la diarrhée.

Moyens locaux.

L'on enlève cette phlegmasie par l'application
de sangsues à l'anus, tant que le malade con-

serve des forces; car les diarrhées chroniques sans
épuisement sont communes. Nous en avons souvent arrêté de fort anciennes par une seule application, chez des individus robustes.

Médicaments.

Dans cette maladie, les potions anodines, le
laudanum, l'opium, sont efficaces; le mode d'administration est de donner, d'heure en heure,
quatre à cinq gouttes de laudanum ou un quart
de grain d'opium, pourvu que les malades puissent les supporter; mais ce mode de traitement
ne sera convenable que toutes les fois que les
digestions seront faciles.

La décoction blanche de Sydenham, sans corne
de cerf, est une boisson extrêmement convenable; il en est de même de l'eau de riz gommée
lorsqu'il n'existe aucun signe de phlegmasie dans
la portion supérieure.

D'autres moyens avantageux sont encore l'eau
de fleurs d'orange, de laitue avec le sirop de cachou, et le cachou même en substance, qu'on
fait entrer dans les potions. Ce dernier médicament, par l'astriction qu'il cause au pylore, fait
que les aliments sont retenus plus long-temps
dans l'estomac, que la digestion s'en fait plus

complétement, et qu'ils sont mieux absorbés.

Le cachou, la décoction blanche de Sydenham avec l'opium ou le sirop de diacode, forment une mixture qui prolonge l'existence du malade, lorsque la désorganisation existe au point qu'on ne peut plus espérer de guérison.

Régime.

La convalescence arrivée, l'on ne recourra qu'avec lenteur aux aliments; et en général on choisira ceux qui laissent le moins de résidus, tels que le riz, le salep, le sagou, etc. ; tout autre serait dangereux. L'usage du riz à l'eau, pour toute nourriture, nous a procuré une foule de guérisons. Quel que soit l'aliment que l'on choisisse, il ne doit être pris qu'en très petite quantité.

Abus à éviter.

L'on est dans l'habitude de donner le gland de chêne torréfié, le sumac, le simarouba, la bistorte, le quinquina, la tormentille ; ces moyens ne font que suspendre la diarrhée, lorsqu'ils ne l'augmentent point.

La muscade et l'opium réunis ont été vantés, ainsi que les baies de sureau torréfiées, mises en poudre ; mais on recommande le riz pour toute nourriture : voilà le secret.

Dans quelques diarrhées désespérées, l'on a témérairement conseillé les harengs salés, le vieux fromage, le diascordium avec le quinquina, des trochisques faits avec des cantharides et introduits dans l'anus; bien plus, certains paysans ont fait entrer dans l'anus un morceau de bois : ces moyens n'arrêtent le plus souvent la diarrhée qu'en produisant la gastrite.

Traitement du rétrécissement du colon.

Pour prévenir cet accident, il suffit de traiter la phlegmasie convenablement, de bonne heure, par les moyens que nous avons indiqués.

Mais s'il existe, il faut commencer par appliquer des sangsues sur l'endroit douloureux, pendant les attaques, afin d'éviter la péritonite ; y joindre les bains, les embrocations huileuses, les injections d'huile, et administrer des narcotiques dans l'intervalle des bains.

Le régime consiste à donner peu à manger, afin de prévenir l'accumulation des matières. Lorsque le spasme est dissipé, il est nécessaire de tâcher de procurer la dissolution des excréments par les mucoso-sucrés ou les fruits hu-

mides. Cependant il faut attaquer le rétrécissement lui-même par des cautères, le moxa, et
craindre le retour de l'accès. Quand on n'a plus de
ressource, les moyens à employer doivent être
choisis parmi ceux que l'on administre dans les
affections analogues, c'est-à-dire parmi les narcotiques et les antispasmodiques, en ménageant
l'estomac.

L'histoire des gastrites et des entérites, qui
compliquent toutes les maladies aiguës, et auxquelles aboutissent toutes les irritations chroniques, ayant été faite, nous allons examiner séparément les diverses phlegmasies, suivant leurs
variétés et le siége qu'elles occupent.

Nous commencerons par celles qui se manifestent à l'extérieur du corps, et dont les phénomènes locaux et les influences sur les viscères
sont le plus évidents.

CHAPITRE TROISIÈME.

INFLAMMATION DU TISSU CELLULAIRE OU ARÉOLAIRE.

C'est celle qui offre l'exemple le plus frappant des phénomènes généraux de l'inflammation.

Il est donc important de jeter un coup d'œil physiologique sur ce tissu.

Ce tissu, composé de réseaux plus ou moins serrés, se trouve généralement partout. Il lie les diverses parties du corps, soutient les vaisseaux, et sert de réservoir à un fluide récrémentitiel, c'est-à-dire qui doit rentrer dans la masse des humeurs.

Ce tissu nous présente des différences suivant les diverses régions dans lesquelles on le considère. Il est dense en certaines parties ; en d'autres, il offre de la mollesse ; d'autres fois il contient une graisse abondante.

Nous avons vu, dans l'exposition des sympathies des organes, que celles de ce tissu étaient peu nombreuses.

Rarement il ressent les modifications accidentelles et passagères de l'économie.

D'où vient le fluide qu'il contient ? Ce fluide

vient des artères. On ignore la structure des vaisseaux qui le produisent, quoique l'on ait émis beaucoup d'opinions à ce sujet. Cependant il nous paraît démontré qu'il existe dans les parois de la toile cellulaire des tissus capillaires doués d'une action particulière, indépendante du cœur, et que ces vaisseaux, inaccessibles au sang dans l'état physiologique, y puisent des fluides qu'ils transforment en graisse, en moelle, ou qu'ils déposent, sous la forme de rosée, dans les vacuoles du tissu cellulaire. On ne saurait comprendre d'aucune autre manière soit la formation des fluides en question, soit leur diversité dans les différents âges et les différentes parties du corps. Or, c'est à un mode particulier de l'irritation de ces vaisseaux que l'on doit attribuer les phénomènes du phlegmon et la formation du pus dont il est fréquemment la source.

Il faut savoir encore que l'inflammation se développe dans le tissu cellulaire avec la plus grande facilité, et que plus il est extensible et chargé de graisse, plus l'inflammation trouve de facilité à s'y développer, et *vice versâ*.

Le phlegmon est une maladie commune à la médecine proprement dite, et à la chirurgie.

C'est une inflammation du tissu cellulaire accompagnée des quatre caractères communs à toutes les inflammations, c'est-à-dire *douleur*, *rougeur*, *chaleur*, et *gonflement*.

Pour bien l'étudier, nous considérerons les causes prédisposantes et les déterminantes ; nous passerons de là au pronostic, puis enfin au traitement.

Causes prédisposantes.

Les personnes sanguines y sont principalement disposées. En cherchant ce qui augmente cette disposition, nous trouverons la suppression de quelques hémorrhagies naturelles ou artificielles, et des suppurations habituelles : la suppression de la transpiration, l'usage des aliments trop succulents, de ceux où la fibrine est en excès, le passage subit du froid au chaud, et *vice versâ*, un foyer d'irritation situé dans quelque partie du corps, etc.

Causes déterminantes.

Toutes les irritations extérieures, les contusions, les commotions produites par les chutes et les coups, les frictions ou onctions outrées, les ligatures, les compressions exercées avec trop de force, les blessures, les ébranlements, soit par des balles , soit par la foudre ; la chaleur vive , le froid intense , subitement appliqués sur le corps ; l'on peut encore placer au même rang les corps étrangers introduits dans l'intérieur des tissus : telles sont à peu près les causes déterminantes venant de l'extérieur. Examinons à présent les causes déterminantes internes.

Nous rangerons dans cette classe toute métastase , comme le prouvent souvent les répercussions de goutte, de rhumatisme, qui déterminent à l'intérieur des phlegmons très graves ; nous trouverons encore parmi les causes déterminantes toute terminaison d'inflammations internes : nous le voyons par les dépôts critiques.

Symptômes.

Quant au diagnostic , les quatre caractères spéciaux sus-relatés nous font reconnaître le phlegmon.

Le phlegmon débute-t-il avec rapidité , les symptômes suivants se manifestent : frisson , lassitude générale , altération des sécrétions et des excrétions ; mouvement fébrile dépendant de l'influence que le foyer d'irritation exerce sur le cœur , l'estomac et le poumon ; chaleur , coloration vive , la peau est halitueuse . les progrès de la maladie rendent les urines épaisses et chargées de mucosités. Le cours du phlegmon varie suivant l'idiosyncrasie du sujet, selon le traitement, et aussi selon son siége. A mesure que l'inflammation acquiert de la violence, la douleur augmente plus promptement au moindre contact; en un mot, plus l'inflammation s'accroît, plus les symptômes s'aggravent : on voit l'appétit se dépraver, l'anorexie survenir, la langue devenir sèche, et les organes voisins du phlegmon sont affectés.

Le phlegmon est susceptible de se terminer par délitescence, résolution, suppuration et gangrène.

Tantôt la congestion avorte naturellement ou par le secours de l'art; cette terminaison est la *délitescence*. Elle suppose une crise par les organes sécréteurs, ou le transport de l'inflammation sur une autre région : ce dernier cas constitue la *métastase*.

Tantôt la diminution est graduelle sous l'influence de divers modificateurs. Voilà en quoi consiste la *résolution*.

D'autres fois il se forme une collection purulente au centre du foyer d'irritation : telle est la *suppuration*.

Quelquefois la violence de la congestion donne

lieu à des phénomènes très considérables, et la partie meurt, se décompose, noircit. Nous voyons dans ce cas la *gangrène* par excès d'irritation locale.

La suppuration a lieu au bout de huit, dix ou douze jours, et le pus se rassemble en un foyer. Si ce foyer existe à l'extérieur, une ouverture naturelle ou artificielle permet la sortie de la collection.

L'appareil inflammatoire cesse dès que la suppuration est établie; le cœur et les autres organes ne sont plus influencés, et la fièvre disparaît; cette suppuration diminue peu à peu, et le produit de l'irritation se convertit en une humeur qui sert à la cicatrisation.

Quand la gangrène a lieu, elle est circonscrite par un cercle inflammatoire qui obéit aux mêmes lois. Voilà le phlegmon considéré à l'extérieur : il s'agit maintenant de l'examiner se développant dans les grandes cavités.

Dans le bas-ventre.

Il peut avoir son siége dans la fosse iliaque, gauche ou droite, au dessus du pubis, à la marge de l'anus, dans les muscles des parois abdominales ; il peut aussi intéresser l'épiploon. Ces phlegmons ont les mêmes caractères que ceux situés à l'extérieur.

Leur marche, abandonnée à la nature, a des inconvénients qu'elle n'offre point quand ils occupent la superficie du corps.

L'inflammation se communique très facilement aux organes voisins : mais il faut distinguer ces cas des affections parenchymateuses.

Les phlegmons des flancs et des parties latérales du bassin, sont très communs à la suite des couches et après la suppression des menstrues : ils peuvent occasioner une péritonite gangréneuse.

On les reconnaît à la tumeur qu'ils forment, et à la douleur que le malade ressent à la pression.

Quand ils intéressent la vessie, l'utérus, le rectum, les fonctions de ces organes sont dérangées, les matières stercorales et les urines ne peuvent sortir. Chez les femmes, les douleurs retentissent jusqu'aux aines ; bientôt les phénomènes de l'inflammation se déclarent avec force ; le pouls est dur, plein; il y a insomnie, agitation.

Lorsque le phlegmon a son siége à la partie supérieure du pubis, le gonflement se propage dans le scrotum ou les grandes lèvres ; la sortie de l'urine est difficile ; la vessie, contractée, participe fréquemment à l'inflammation.

Quand il occupe la fosse iliaque gauche, c'est-à-dire le tissu cellulaire qui entoure le colon descendant, il y a constipation opiniâtre, et tous les autres symptômes dont nous avons parlé.

Est-il situé à la marge de l'anus, cette partie est excessivement douloureuse, à cause de la rapidité de sa marche et de la sensibilité du lieu : il y a constipation.

A-t-il son siége dans les muscles de l'abdomen, il y a flexion du corps en avant, tuméfaction et sensibilité très vive.

Quand ces phlegmons sont abandonnés à eux-mêmes, la nature est quelquefois assez puissante pour les guérir par une crise, laquelle est avantageuse lorsqu'elle consiste dans une diarrhée, une sueur, ou un simple saignement de nez. Une hématémèse, une hémoptysie peuvent aussi quelquefois être salutaires.

Si l'inflammation continue, le pus se forme dans un fôyer qui communique quelquefois avec le rectum et la vessie, alors il est rejeté au dehors. Le plus souvent il existe un peu de fièvre produite par l'inflammation qui survient dans les autres organes, et principalement au péritoine.

Quand la suppuration ne se fait pas jour, il y a diffusion de pus vers la partie la plus déclive ; c'est souvent aux régions supérieures, postérieures ou antérieures de la cuisse, vers l'aine, que ce transport a lieu. Lorsque l'abcès qui s'est formé est ouvert, il en résulte une fistule qui entraîne presque toujours la mort du sujet, après la consomption.

Nous avons un grand nombre d'exemples de cette nature.

Ces dépôts portent dans les auteurs le nom d'abcès froids, ou par congestion. Ils dépendent quelquefois de la carie des vertèbres; mais ils peuvent être aussi le produit des phlegmons.

Le pus peut également se former sans donner aucun signe d'inflammation : il faut beaucoup de tact pour reconnaître ces dépôts que l'on appelle froids.

Les sueurs et la détente qui a lieu, sont quelquefois le seul indice qui apprend que la suppuration se fait dans les phlegmons les plus aigus.

Si le phlegmon est situé dans le tissu cellulaire sous-péritonéal et vers le foie, la sécrétion de la bile est lésée ; lorsqu'il est près de l'estomac, les digestions se dérangent. Il en est de même pour les autres organes ; ils sont tous plus ou moins lésés, si le phlegmon est placé près d'eux.

Le pouls est parenchymateux, c'est-à-dire

16.

grand et plein , et l'endroit où siége le phlegmon
offre une rénitence profonde.

Pronostic.

Le pronostic est plus ou moins fâcheux, selon
la rapidité et l'étendue du phlegmon ; l'intensité
est toujours facile à apprécier. Le danger est aussi
en raison de la partie qu'il occupe.

Ainsi, l'inflammation phlegmoneuse des yeux
est toujours grave ; celle des parotides l'est aussi :
cela tient aux parties qui peuvent être influencées.

Le phlegmon du cou est toujours accompagné
d'un danger éminent ; ceux de l'aisselle et de la
fosse zygomatique sont très mauvais, surtout
celui de cette dernière partie : le phlegmon des
joues ne donne point de crainte. Aux cuisses et
à la marge de l'anus, le résultat peut en être fâcheux , ainsi qu'à la partie supérieure de l'abdomen ; au sein, il l'est moins.

Chez les personnes saines, sanguines et d'une
forte constitution, le phlegmon est le plus souvent dangereux; mais on peut arrêter ses progrès.

Il n'en est pas de même chez les sujets qui ont
des irritations chroniques, soit extérieures, soit
internes ; car chez eux on arrête difficilement le

phlegmon, et souvent, quand on parviendrait à
le borner dans une partie, il se reproduirait avec
la plus grande facilité dans une autre.

Le phlegmon qui a son siége à l'intérieur n'est
jamais sans danger, à moins, comme nous l'avons
dit, que le produit de l'irritation ne se fasse jour
au dehors par une voie quelconque; encore peut-
il rester un foyer profond.

Traitement.

Il faut toujours traiter le phlegmon le plus
promptement possible : il n'y a pas de raison
pour abandonner sa marche à elle-même; il y
en a au contraire pour ne pas agir ainsi.

Les moyens que l'on doit mettre en pratique
sont la saignée générale, quand le sujet est pléthorique et d'une constitution forte; la saignée
locale par les sangsues et les ventouses scarifiées, dans tous les autres cas. En employant ces
moyens, on doit prévenir la métastase sur les
viscères, en mettant le malade à la diète, en lui
donnant des boissons adoucissantes. Les purgatifs minoratifs, les applications émollientes et
les lavements de même nature sont d'une grande
utilité. Lorsque ces premiers moyens ont fait
tomber l'inflammation, on peut retirer de l'a-

vantage des topiques froids, tels que l'oxycrat, l'acétate de plomb, la glace, la solution de sel ammoniac; on se réglera toujours, pour ces applications, sur l'intensité de la maladie et sur la réaction qu'elles produisent.

Quand le poumon est lésé, il faut soustraire cet organe à l'impression du froid; pour y parvenir, l'on applique des cataplasmes émollients sur la poitrine.

Lorsque la collection purulente n'est pas formée, l'on enlève constamment le phlegmon en trois ou quatre jours; c'est ce qui nous est arrivé un grand nombre de fois pour ceux de l'anus, des flancs et des fosses iliaques, des genoux, etc.

Les moxas réussissent mieux, quand la collection est formée et qu'elle ne communique pas à l'extérieur; nous en avons employé jusqu'à trente, coup sur coup. Les vésicatoires et les cautères peuvent aussi être mis en usage.

Lorsque le foyer d'un phlegmon interne communique à l'extérieur, l'introduction de l'air, qui agit sur le pus, lui donne des propriétés nuisibles, et la mort en est presque constamment la suite. C'est pour cela que dans les cas où la collection est abondante, les auteurs conseillent l'usage des sétons très fins pour empêcher l'air de pénétrer : nous croyons ce conseil très salutaire.

Quand la suppuration a produit la fièvre lente, et que les traits sont tiraillés, l'on doit penser avec raison que les viscères gastriques sont lésés : c'est alors qu'il faut employer tous les moyens convenables à cet état; mais la guérison est très difficile. Loin d'agir comme les auteurs qui recommandent de prodiguer les toniques, les amers, dont le seul avantage est de hâter la mort, nous recommandons au contraire les substances nutritives sans être excitantes; telle est la gélatine, par exemple. Nous prescrivons aussi les boissons muqueuses, adoucissantes, ainsi que les moyens hygiéniques et les exutoires de toute espèce.

On arrête fort heureusement les progrès du panaris, sorte de phlegmon de l'extrémité des doigts, par l'application réitérée des sangsues.

CHAPITRE QUATRIÈME.

Inflammations superficielles de la peau.

Erysipèle.

L'érysipèle est la première inflammation qui se présente à étudier après le phlegmon, dont elle diffère, parce qu'elle s'étend en largeur et superficiellement.

Cette affection est partielle, et présente les quatre caractères communs à toutes les inflammations.

Dans un haut degré d'intensité, cette phlegmasie occupe toute l'épaisseur de la peau et participe du phlegmon. Si la phlegmasie est légère, la superficie de la peau est seule affectée.

Ce qui la distingue des autres phlegmasies, ce sont des phlyctènes et la rougeur d'orange foncée, qui disparaît par la pression, pour revenir ensuite. Elle en diffère encore en ce que la rougeur n'est point circonscrite, mais se termine, pour ainsi dire, en mourant. Quand l'érysipèle est phlegmoneux, la rougeur ne disparaît plus à la pression.

Plusieurs espèces d'érysipèles ont été reconnues.

Quand l'érysipèle est très superficiel, on l'appelle *érythème;* vient ensuite le *zona,* qui tire son nom de la direction qu'il prend; enfin le *phlegmoneux.*

Les causes de cette phlegmasie sont tous les irritants externes ou internes; ils sont chimiques ou physiques.

Causes externes.

Les coups, les frictions, les vêtements humides appliqués sur le corps, le chaud, le froid, l'insolation : quand cette dernière cause a agi, la maladie reçoit le nom de coup de soleil; à la suite du refroidissement il survient une réaction qui passe quelquefois à l'inflammation; quand cette inflammation a lieu aux extrémités, l'affection prend le nom d'engelure.

Les corps gras, rances, les préparations mercurielles, térébenthinacées sur certaines parties, l'appareil d'une fracture, le défaut de propreté, les frictions que l'on pratique pour guérir la gale, etc., sont autant de causes de l'érysipèle.

Causes internes.

L'érysipèle est souvent sympathique de l'irritation des voies gastriques; c'est ainsi que les symptômes de la gastrite ou de la gastro-entérite en sont quelquefois les prodromes.

Les moules, les autres poissons, quand ils sont gâtés, les substances albumineuses, surtout celles qui sont corrompues, développent une inflammation de la peau, sympathique de l'irritation gastrique.

La suppression d'une saignée habituelle, des menstrues, du flux hémorrhoïdal, etc., peut faire naître cette affection; l'on a vu aussi des accès de colère et des chagrins violents la développer, en agissant d'abord sur les voies gastriques.

Marche.

Si l'érysipèle, par cause externe, n'est point arrêté, la rougeur et l'élévation sont d'abord légères; le deuxième ou le troisième jour il y a un malaise, résultat de l'irritation gastrique; la langue se salit, le malade a de la répugnance pour les aliments, l'appétit se perd, la céphalalgie a lieu, il y a des lassitudes générales; le pouls devient vif, fréquent et plein ; le malade a des renvois bilieux, muqueux ; les matières fécales sont retenues, deviennent corps étrangers et dérangent l'économie : la fièvre se déclare ; l'irritation intérieure peut devenir prédominante.

Pronostic.

Si l'érysipèle occupe la tête, il est plus grave ; il survient des symptômes ataxiques, nerveux, adynamiques, signes de l'irritation prédominante des voies gastriques.

Rarement les érysipèles de cause externe font de grands progrès, à moins qu'il n'existe une disposition individuelle aux phlegmasies internes. Ils sont facilement arrêtés quand on les traite convenablement, et cette précaution est toujours nécessaire.

Quant aux érysipèles précédés d'une irritation gastrique, ils acquièrent en peu de temps beaucoup d'intensité; et si l'inflammation n'est promptement attaquée par les saignées locales, elle se répète aussitôt à l'intérieur et reproduit la gastro-entérite; l'inflammation se propage souvent au tissu cellulaire, et, à l'instant même, il y a des symptômes de gastro-entérite. La langue alors devient sèche, croûteuse et d'un rouge foncé sur ses bords, etc.

Quelquefois le tissu cellulaire est frappé d'inflammation. Heureux alors le malade, si elle est très circonscrite et purement locale ! Quelquefois la gangrène a lieu si rapidement au-dessous de la peau, que l'inflammation paraît venir d'une cause délétère.

Les érysipèles qui dépendent en effet des causes délétères doivent être renvoyés à l'article typhus.

Mais plus souvent la gangrène ne vient que par l'excès de l'inflammation, et de ce que la cause n'abandonne point le malade.

L'érysipèle attaque quelquefois le tronc, et le couvre de vésicules jaunâtres ; il y a toujours dans ce cas une très vive irritation gastrique, et souvent elle a eu l'initiative. C'est ordinairement sur les côtes asternales qu'il se manifeste sous forme de demi-ceinture ; ce qui lui a fait donner le nom de zona ou zoster. Il peut être aussi très rapide dans son explosion ; toujours il est accompagné d'un sentiment pénible, de chaleur brûlante, mordicante, etc. ; si l'inflammation pénètre dans le tissu cellulaire, le gonflement est plus considérable ; l'éréthisme plus grand, le tiraillement des traits plus marqué, etc. Elle peut passer de suite à la gangrène et causer la mort du malade.

Les érysipèles de la tête et de la face sont très dangereux, parce qu'ils entraînent l'engorgement cérébral et pulmonaire, et qu'ils produisent une gastro-entérite très intense.

Nous les avons empêchés de passer à la suppuration, en les enlevant très promptement au moyen des sangsues appliquées soit à l'épigastre, soit auprès du lieu affecté primitivement.

Le danger des érysipèles vient de leur siége, de la rapidité avec laquelle ils se développent, de l'intensité de la congestion, de l'irritabilité du sujet, et principalement de la lésion des viscères.

Lorsqu'ils sont phlegmoneux, leur complication avec la gastro-entérite termine les jours du malade. Nous pouvons donc en déduire que c'est plutôt la lésion des viscères qu'il faut attaquer que la maladie locale, et que l'on ne remédie à celle-ci qu'afin de prévenir l'autre.

Traitement.

Le traitement doit être en raison des symptômes qui se manifestent. Les érysipèles sont-ils légers et occasionés par une cause externe, par l'insolation par exemple? des moyens locaux peuvent suffire; l'on emploiera en topiques, en fomentations, l'acétate de plomb liquide, l'oxycrat froid, les décoctions de bistorte, de tormentille, de sumac, de quinquina; ces moyens sont aussi avantageux dans les excoriations du sacrum, quand elles ne sont pas sympathiques de la phlegmasie très violente du gros intestin; l'on s'en sert encore contre les brûlures légères.

Mais si l'érysipèle est très violent, dans ce cas il est toujours accompagné de l'irritation du système gastrique; il faut bien se garder d'employer de tels remèdes. Les antiphlogistiques, qui seront subordonnés au siége et aux symptômes de la maladie, sont les seuls moyens à mettre en usage.

L'érysipèle est-il à la tête, la saignée générale pratiquée au pied, comme révulsive, est indiquée; les sangsues doivent être appliquées au cou et non à la face ni sur l'érysipèle. Quelques personnes disaient que nous avions appliqué les sangsues sur l'érysipèle lui-même. Le fait, tout-à-fait faux, que ces personnes avancent, prouve qu'elles n'ont point vu les malades sur l'observation desquels elles prétendaient fonder leur assertion. Nous appliquons toujours les sangsues à deux ou trois pouces au delà de la rougeur.

Le nombre des sangsues n'est point limité ; il peut s'élever depuis vingt jusqu'à soixante : l'intensité de la maladie et la constitution de l'individu servent toujours de guide.

Si l'érysipèle provient de la cessation des règles ou du flux hémorrhoïdal, des sangsues appliquées, dans les mêmes proportions, à la vulve ou à l'anus, nous ont constamment réussi ; mais cela ne dispense point des saignées locales.

Toutes les fois que, pendant la marche de cette affection, il survient des hémorrhagies, on doit respecter celles qui se manifestent à l'extérieur, par exemple, une épistaxis, un flux hémorrhoïdal ; mais il faut au contraire fortement s'opposer à celles du poumon, de l'estomac, de la muqueuse intestinale ; à cet effet l'on appliquera des sangsues sur la poitrine, à l'épigastre, à l'anus. Les réfrigérants, les demi-bains, les lavements et les vésicatoires des extrémités seront aussi d'un grand secours.

Lorsque l'érysipèle occupe les autres parties du tronc, les mêmes moyens doivent être employés.

Quels sont les topiques qui conviennent dans l'érysipèle intense avec des vésicules, ou une forte desquamation ?

Si l'on applique les émollients, ils déterminent des excoriations considérables.

Appliquer les astringents, les narcotiques, les irritants, c'est vouloir produire la gangrène, en ajoutant une nouvelle stimulation à celle qui existe déjà.

Que l'on se garde bien aussi de placer des vésicatoires et des sinapismes sur la partie, comme on l'a fait quelquefois, parce que c'est jouer à quitte ou double. En effet, si l'on ne détermine pas la guérison, on aggrave considérablement la position du malade.

Les vésicatoires et les topiques astringents ne sont applicables que pour les cas légers; mais on peut facilement alors ne pas s'en servir, puisque nous savons que, dans ces cas, la diète et quelques sangsues, moyens plus doux et plus certains, suffisent pour obtenir la guérison de cette espèce d'inflammation; d'ailleurs nous avons vu tant d'inconvénients résulter des vésicatoires et des astringents que, non seulement nous n'y avons plus de foi, mais encore que nous nous garderons bien de nous en servir.

Les médecins ont pris le parti de n'employer ni les émollients ni les astringents, tels que le camphre et l'alcohol. Ils se sont contentés de saupoudrer la partie avec de la fécule, pour empêcher le contact de l'air, et l'excoriation que peuvent produire les vêtements.

Quand l'érysipèle est accompagné de pustules, il est ordinairement le symptôme de l'affection gastrique; l'on doit appliquer des sangsues à l'épigastre, comme dans la gastro-entérite, parce qu'alors elles sont à portée des deux points d'irritation, et saupoudrer la partie enflammée avec de la farine de froment, ou de la poudre à poudrer.

On peut hasarder de combattre l'érysipèle par des vomitifs et des purgatifs (comme dérivatifs), quand il est léger, que la rougeur de la langue n'est pas considérable, et que la fièvre est nulle ou peu forte; mais on a tant abusé de ces médicaments, l'on a, par eux, tant prolongé la maladie, la convalescence, et amené même les prétendues fièvres adynamiques, putrides, etc., que nous ne vous en parlons qu'en tremblant. En un mot, nous ne pouvons trop vous recommander d'être très économes de leur usage.

Quelquefois la gangrène survient, mais c'est toujours lorsque l'on n'a point arrêté la maladie dans son origine, ou qu'elle a été traitée par des stimulants avec immodération.

Dans le commencement des engelures, qui, comme nous l'avons déjà dit, sont de petits érysipèles, on peut appliquer les astringents; l'on se servira de l'alcohol même, de la solution de sulfate d'alumine, de la décoction d'écorce de grenade; l'opium sera aussi employé. Lorsque ces moyens sont mis en pratique trop tard, il en résulte un surcroît d'irritation qui force d'avoir recours aux antiphlogistiques.

Phlegmasies perpendiculaires de la peau.

Ces phlegmasies sont au nombre de quatre. Elles ont beaucoup d'analogie entre elles. Toutes les quatre ont aussi les phénomènes communs de l'inflammation.

1° Clou (furoncle);
2° Anthrax;
3° Charbon;
4° Pustule maligne.

Histoire du clou et de l'anthrax.

Ces deux phlegmasies ont leur siége dans toute l'épaisseur de la peau, et l'inflammation est à peine déclarée que l'escarre existe.

L'irritation se développe dans le réseau des vaisseaux, et dans le tissu cellulaire qui traverse le canevas fibreux de la peau. C'est principalement dans les follicules pileux que se forment ces deux affections. Le charbon et la pustule maligne occupent la peau dans une plus grande étendue.

Les causes du furoncle et de l'anthrax sont les mêmes que celles qui prédisposent aux phlegmasies en général, et qui les déterminent.

Pour la peau, ce sont les frictions que l'on pratique pour entretenir la transpiration, afin de combattre la gale, la syphilis, et les dartres : la chaleur extérieure, naturelle et artificielle, la présence d'un séton, d'un vésicatoire, d'un cautère que l'on s'opiniâtre à faire suppurer, le passage d'un pays froid dans un pays chaud, en sont aussi fréquemment les causes déterminantes.

Des faits multipliés prouvent que souvent ces deux phlegmasies sont subordonnées à l'état d'irritation des voies gastriques. L'on présume, avec raison, qu'elles dépendent de cet état, quand elles sont consécutives à l'irritation du système gastrique.

Parmi les causes locales du furoncle et de l'anthrax, on trouve la fustigation, l'urtication, que l'on emploie dans certains cas. L'inoculation du pus d'un ulcère fétide, le contact des corps malsains, vénéneux, l'application prolongée des corps gras, rances et âcres sur la peau, peuvent y donner lieu. Chez quelques individus ces agents ne produisent que l'érysipèle. Ces différences tiennent à la prédisposition.

Du charbon et de la pustule maligne.

Quant aux deux autres phlegmasies perpendiculaires qui altèrent toute l'épaisseur de la peau, le plus souvent elles proviennent du contact des corps vénéneux, d'animaux morts du charbon ou de la pustule maligne, et des miasmes putrides qui s'attachent à la peau, et produisent ces sortes d'inflammations dans le lieu même.

L'action des miasmes venant des corps en putréfaction varie selon l'intensité de l'infection du foyer.

Dans certains vallons, ces miasmes proviennent des terrains marécageux.

Les causes déterminantes du charbon et de la pustule maligne doivent principalement être rapportées à un virus particulier, bien que quelquefois on les ait vues se déclarer sans causes connues. Dans ce dernier cas, nous croyons raisonnable de les attribuer à l'effet des miasmes provenant des plages marécageuses, et à l'influence de quelques vents du midi.

Il est rare que la cause qui affecte fortement la peau ne produise pas la gastro-entérite ; aussi

le charbon et la pustule maligne en sont presque
toujours accompagnés.

Furoncle et anthrax.

Marche de l'irritation locale.

Le furoncle commence toujours par une démangeaison ; une petite tuméfaction rouge survient, bientôt une chaleur brûlante, lancinante
se fait sentir ; la couleur, de rouge qu'elle était,
devient violette. Quand il est peu considérable, il
marche sans symptômes sympathiques ; lorsqu'il
est grand ou multiplié, il se complique de l'irritation gastrique, quand il n'en est pas précédé.
L'ensemble des symptômes de cette dernière
affection se déclare par le dégoût, la sécheresse
de la bouche ; la langue présente de la rougeur
à son pourtour et à sa pointe, sa face supérieure
se couvre d'un enduit blanchâtre ; l'épigastre est
douloureux ; il y a quelquefois des nausées, bri-
sement des membres, quelquefois simple fatigue. La peau est sèche et chaude ; le pouls est
petit et fréquent : tout cela prouve, d'une ma-
pière palpable, que les voies gastriques sont directement affectées.

Quand la maladie locale n'est point arrêtée,

du sixième au huitième jour, il se forme un petit point blanc, puis une petite escarre dont les environs sont livides. La pression exercée aux environs de ce point détermine la sortie d'un petit corps blanchâtre appelé bourbillon, provenant de la destruction du tissu cellulaire.

Après la sortie du bourbillon, l'on aperçoit un enfoncement dû à la perte de substance de la peau et du tissu cellulaire.

L'anthrax doit être considéré comme la réunion de plusieurs furoncles. Les douleurs sont plus fortes, pongitives, profondes, en un mot tous les symptômes sont plus violents. Le phlegmon s'y réunit souvent : dès lors le pouls devient plein, dur, serré ; la peau est halitueuse, l'éréthisme nerveux se déclare, les sensations sont très pénibles à l'épigastre, le trouble de l'économie survient, la gangrène a lieu, il en résulte un ulcère considérable, et quelquefois les muscles et même les os sont mis à nu. Les ulcérations qui succèdent à la chute de l'escarre sont entourées de carnifications rouges et dures ; fréquemment il survient de petits furoncles dans leur voisinage.

Quelquefois l'irritation intérieure marche indépendamment de l'affection externe, et l'on a une véritable gastro-entérite, souvent très intense, selon la disposition de l'individu ; et les parties extérieures sont guéries. C'est dire, en propres termes, que les prétendues fièvres de mauvais caractère peuvent succéder au furoncle et à l'anthrax.

Charbon.

Marche du charbon, qui peut être défini nécrose de la peau.

Le charbon se manifeste par une tache d'abord rouge, et qui passe de suite au noir; la douleur est brûlante et très considérable; les symptômes inflammatoires sont les mêmes que ceux que nous venons de décrire, mais le plus souvent l'irritation gastrique prédomine et met la vie du malade en danger.

Pustule maligne.

La pustule maligne se reconnaît à une petite vésicule contenant un liquide roussâtre; le fond de cette vésicule est noir, circonscrit par un gonflement œdémateux. Elle diffère selon les tempéraments et la constitution; chez les uns l'inflammation est extrême, chez d'autres elle se borne à l'œdème; l'on voit des sujets dont la réaction des forces vitales neutralise les poisons les plus violents.

La fièvre qui accompagne la pustule maligne diffère aussi suivant l'irritation intérieure et la susceptibilité de l'individu.

Le charbon et la pustule maligne se déclarent dans les régions où la peau est le plus irritable, aux yeux, aux lèvres, au cou, au ventre, aux mains, principalement à cette dernière partie comme étant la plus exposée au contact des virus. Les personnes qui en sont le plus souvent affectées sont les bergers, les bouchers, les tanneurs, les corroyeurs, les équarrisseurs.

Dans toutes ces phlegmasies perpendiculaires à différents degrés, le danger est moins grand par l'irritation locale que par l'intérieure qui l'accompagne.

Traitement du furoncle.

L'on doit faire avorter la maladie dès son apparition ; on l'arrête par les caustiques : le nitrate d'argent est le meilleur agent. Il faut cautériser avec force et profondément ; si l'on est appelé trop tard, on se borne à des topiques émollients. Calmer l'irritation intérieure, quand il en existe, c'est le moyen de prévenir les récidives. (*Voy.* gastro-entérite.)

Anthrax (furoncle confluent).

Les moyens sont les mêmes ; l'emploi des saignées générales et locales, des sangsues et des
émollients, donnera d'heureux résultats.

Charbon et pustule maligne.

Il faut se régler sur l'état de la partie qui est
le siége de ces affections, et sur l'état des viscères.

L'on emploiera les irritants locaux, et des in-
cisions devront être faites si le malade veut s'y
soumettre ; après quoi on panse avec les émollients ou les stimulants, selon l'état de la partie.
Le traitement de l'irritation intérieure doit rentrer dans celui du typhus, c'est-à-dire la diète,
les acides, les adoucissants, les saignées générales et les sangsues. Point de toniques, point
d'antiseptiques à l'intérieur.

Il existe encore plusieurs espèces de phlegmasies externes que l'on peut rapporter au phlegmon ; telles par exemple que la tourniolle et l'orgeolet.

C'est autour des ongles que la tourniolle existe.
L'on parvient aussi à la guérir en la cautérisant
de bonne heure.

Quant à l'orgeolet, il a son siége à l'angle interne des paupières ; quand il commence, une goutte de vinaigre, versée dessus, suffit pour en opérer la guérison.

Phlegmasies générales de la peau.

Ces phlegmasies sont la scarlatine, la rougeole, la variole, la vaccine, la varicèle et le pemphigus.

La scarlatine et la rougeole sont des inflammations générales de la peau extrêmement superficielles ; la variole, la vaccine, la varicèle et le pemphigus, sont des phlegmasies vésiculaires qui attaquent la peau plus profondément.

Ces phlegmasies offrent les quatre caractères communs à toutes les inflammations ; en effet, outre la douleur, la rougeur et la chaleur, toute la surface du corps est augmentée de volume.

La scarlatine et la rougeole ont leur siége dans le réseau vasculaire superficiel de la peau ; mais comme il y a plusieurs ordres de vaisseaux capillaires, il est difficile de dire lequel est plus particulièrement affecté dans l'une ou l'autre de ces deux maladies.

La scarlatine offre plusieurs degrés.

Dans le premier degré, elle est superficielle, disparaît à la pression, et se termine par la desquamation de l'épiderme, par plaques plus ou moins grandes.

Dans le deuxième degré, elle est très profonde, et peut attaquer toute l'épaisseur de la peau ; la rougeur ne cède point à la pression ; il y a turgescence et de petites aspérités au dessus du niveau de la peau : c'est ce dernier phénomène, possible dans tous les degrés, qui a porté quelques auteurs à reconnaître les scarlatines boutonnées.

Dans le troisième degré, elle a été appelée scarlatine maligne. L'inflammation cutanée ne se développe pas avec régularité, parce que l'irritation intérieure est prédominante : l'on voit d'après cela que cette phlegmasie a beaucoup d'analogie avec l'érysipèle.

Causes.

Les causes sont relatives à la prédisposition, à l'âge, etc. Les enfants et les adolescents y sont plus sujets ; dans l'âge adulte on y est plus rarement disposé.

L'automne, le printemps, quelquefois l'hiver, rarement l'été, sont les époques de l'année où elle se déclare, à cause des vicissitudes atmosphériques.

Les individus d'un tempérament sanguin, et ceux qui ont la peau tendre, y sont les plus exposés.

Les causes déterminantes sont inconnues, quoique l'on soit porté à croire que cette affection dépende de l'impression de certains miasmes. Plusieurs auteurs la regardent comme contagieuse.

Symptômes de la scarlatine.

Les symptômes sont, ou antérieurs à l'éruption, ou concomitants.

Les premiers sont : la toux, le mal de gorge, la douleur des membres, la rougeur de la langue, la céphalalgie, une fatigue légère, l'inappétence et la chaleur entremêlée de frissons ; le mal de gorge et la toux qui l'accompagnent presque constamment peuvent devenir considérables. Chez des sujets, le mouvement fébrile est léger ; chez d'autres, il est très considérable. On voit ici les symptômes de la gastro-entérite, avec complication du catarrhe de la gorge et de la muqueuse des bronches.

Cet état dure deux ou trois jours, puis la peau se recouvre d'une teinte rouge. Voici la marche successive de cette rougeur : à la face, au cou, à la poitrine, à l'abdomen, et enfin aux extrémités thoraciques et pelviennes.

La peau considérée de près, présente de petits boutons qui semblent être des vésicules, et qui n'offrent aucune trace de blancheur dans leurs intervalles; la couleur rouge de la peau la fait ressembler au têt de l'écrevisse cuite.

La sensibilité et la chaleur de la peau augmentent; le pouls devient grand et serré, immédiatement après que l'éruption a eu lieu, et la fièvre continue; l'affaissement est considérable; la céphalalgie et le mal de gorge persistent, surtout chez les individus sanguins et chez ceux qui ont abusé de stimulants et qui en abusent encore; ces derniers sont de plus exposés aux congestions du cerveau et du poumon : tel est l'état jusqu'au huitième ou neuvième jour. A cette époque de la maladie, commence la desquamation; la fièvre disparaît : mais il peut rester un catarrhe pulmonaire et de l'irritation dans les premières voies.

Ce qu'il y a d'essentiel dans la marche de cette affection, c'est l'irritation de la gorge, puis celle de l'appareil gastrique, et enfin celle de la peau.

L'irritation prédominante du poumon, quand elle existe, n'est qu'accidentelle et dépend toujours d'une prédisposition.

Il est des cas où la scarlatine ne fait point éruption comme de coutume.

Quand il existe une épidémie de scarlatine, cette phlegmasie n'est pas toujours la même; quelquefois il est des individus chez lesquels l'éruption n'a pas lieu. Dans d'autres cas, l'on voit des symptômes de gastro-entérite prédominante : visage abattu, lèvres et dents sèches, croûteuses; langue recouverte d'un enduit grisâtre et son pourtour rouge, yeux ternes; pouls accéléré, petit et serré; douleur forte à l'épigastre; vomissements de matières verdâtres, déjections fréquentes et de même nature, assoupissement, peine à répondre, gonflement des amygdales; parfois il s'y joint des phénomènes nerveux, et c'est alors, comme nous devions bien le pressentir, que les auteurs l'ont qualifiée de l'épithète de maligne; ils ajoutent encore que la nature manque de force pour porter le venin au dehors.

Ils ne savent point que si l'éruption cutanée ne peut se faire, c'est parce que l'irritation prédomine dans le canal digestif et même dans les poumons.

D'autres fois c'est l'inflammation de la gorge qui devient prédominante, et la gangrène s'empare de cette partie. Il est des cas où l'état inflammatoire des viscères, quoique sans adynamie, n'est pas suivi d'éruption : souvent aussi un phlegmon extérieur termine la scène.

La scarlatine peut aussi se compliquer d'un état apoplectique et de péritonite.

Analyse des symptômes de la scarlatine.

Les prodromes donnent le signal d'une irritation des membranes muqueuses de la gorge, du poumon et des voies digestives ; aussi devient-il extrêmement difficile de préciser, dès son début, la maladie qui va se manifester, à moins qu'il n'existe déjà une épidémie de scarlatine. Cette difficulté vient de ce que les signes qui précèdent et accompagnent cette éruption sont les mêmes que ceux de la gastro-entérite, etc.

Le traitement est aussi le même ; le cadavre offre les mêmes désordres. Il est donc très certain que, quelle que soit la cause, son action porte d'abord sur les voies gastriques et sur la muqueuse pulmonaire, puis secondairement sur la peau ; mais le médecin ne peut tenir compte que des phénomènes qui s'offrent à sa vue. Il ne saurait suivre des yeux l'agent subtil qui irrite l'économie ; il ne voit que les effets , et ces effets sont l'angine , le catarrhe , la gastro-entérite, et enfin la phlegmasie cutanée , qui , de toutes, est la moins importante.

C'est la variété des idiosyncrasies qui détermine, dans cette inflammation, les changements que nous venons d'indiquer.

C'est ainsi que l'irritation de la gorge est parfois si considérable qu'elle prédomine et menace de suffocation ;

Que quelquefois le poumon est le siége de l'affection principale, tandis que d'autres fois la phlegmasie envahit le tissu cellulaire ; et la peau est alors d'une telle sensibilité , que l'on ne peut la toucher sans occasioner de très fortes douleurs au malade. Dans ces cas , la rougeur ne cède point à la pression , et nous avons trouvé après la mort du sang épanché sous la peau et dans les tissus sous-cutanés et inter-musculaires. On voit aussi l'exemple d'un fait de cette nature dans le *Journal de médecine* rédigé par MM. *Corvisart*, *Le Roux* et *Boyer*.

C'est encore par cette raison que le péritoine peut devenir le siége de l'inflammation , et qu'on la voit envahir toutes les articulations.

D'après ce que nous venons de dire , on peut

conclure que cette maladie est fortement et essentiellement inflammatoire ; que dans l'état
ordinaire, elle commence par attaquer la membrane muqueuse gastrique et celle du gosier, et
qu'au bout de trois à quatre jours elle passe à
la peau, où elle devient prédominante.

Le plus ordinairement l'irritation inflammatoire se calme le neuvième jour, en même temps
à la peau et aux membranes muqueuses gastriques et pulmonaires ; mais quelquefois l'irritation persiste plus ou moins long-temps dans le
conduit intestinal, et donne lieu à la diarrhée et
à la gastrite chronique.

Chez quelques sujets il succède à la scarlatine
des dispositions plus ou moins fortes à d'autres
maladies ; c'est ainsi que, lorsqu'elle laisse dans
la peau une irritabilité extrême, et le germe
d'une irritation plus ou moins grave dans les
viscères, surtout dans les bronches et dans la
muqueuse gastrique, l'on voit très souvent les
malades qui ont été atteints de scarlatine, conserver une gastrite chronique ou une toux qui
les conduit à la phthisie ; d'autres fois ce sont
des phlegmons et des abcès.

Chez d'autres sujets, le froid saisissant la
peau, la transpiration est facilement arrêtée, et
l'œdème et l'hydropisie surviennent.

Quand la scarlatine s'éloigne des limites énoncées, elle est dangereuse ; il ne faut donc point grouper à côté du mot scarlatine les inflammations de tous les viscères, comme faisant nécessairement partie de son cortége, mais observer la phlegmasie partout où elle se développe, en rapprochant ces cas de ceux qui leur sont analogues, et qui ne dépendent point de la même cause déterminante.

Les divers états de la maladie font varier le pronostic. L'inflammation est-elle considérable ? le pronostic est très grave. En général, après la période de l'éruption, plus l'inflammation se conserve dans les organes internes, plus le pronostic doit être fâcheux. Il est plus avantageux au contraire, lorsqu'à la suite de la desquamation il n'existe aucun des phénomènes dont nous avons parlé.

Lorsqu'à l'époque où l'éruption devrait avoir lieu la peau devient livide, que le malade perd l'appétit, que les traits s'altèrent, que la céphalalgie survient, la maladie prend le caractère malin ; c'est que l'inflammation intérieure est beaucoup plus forte que l'extérieure. Cette maladie doit être rapportée aux typhus ou aux gastro-entérites, pour en subir le traitement.

Passons maintenant à la rougeole, car le traitement de ces deux affections est le même.

Rougeole.

La rougeole offre la même succession de phénomènes que la scarlatine, mais ils sont ordinairement moins graves; la prédisposition est la même. C'est encore aux mêmes époques de l'année qu'elle se déclare; elle attaque de préférence les enfants.

Sa cause déterminante immédiate n'est pas plus connue que celle de la maladie précédente.

Ce qu'il y a de certain et de particulier dans ce genre d'inflammation, c'est qu'elle n'affecte qu'une seule fois le même individu. Elle se transmet par le contact immédiat; sa contagion est plus prouvée que celle de la scarlatine.

Les prodromes sont les mêmes à quelque différence près, c'est-à-dire tous les symptômes de la gastro-entérite, précédés de rougeur des yeux, larmoiement, éternuement, douleur permanente au front, disposition au sommeil; chez quelques enfants, des convulsions, de la toux, etc., enfin mouvement fébrile, qui marque l'explosion de la phlegmasie gastrique : durée de ces préludes, trois à quatre jours.

Il y a quelques différences pour les lieux affectés. Dans la scarlatine c'est la gorge; dans la rougeole, c'est la conjonctive et la membrane muqueuse des bronches : elle est donc plus catarrhale, selon le langage des auteurs.

Quant à l'irritation gastrique, dans ces deux affections elle est la même à quelque chose près : il y a rougeur de la langue, lassitude, peau sudorale, pouls fréquent; l'éruption se fait du troisième au quatrième jour. Lorsque l'éruption a eu lieu, le plus souvent l'irritation intérieure cesse, la fièvre ainsi que la lassitude, et en un mot tous les autres symptômes de la gastro-entérite disparaissent.

La peau n'est point aussi tendue que dans la scarlatine; la rougeur n'est point uniforme; elle se compose de taches inégales, et qui, examinées de près, font voir qu'elles sont formées de la confluence de petits boutons. Dans l'intervalle de ces taches la peau est saine, tandis que la rougeur de la scarlatine est partout la même; la peau n'acquiert point le même degré de sensibilité; l'on ne voit point l'inflammation du chorion; l'on n'observe pas non plus de sang épanché sous la peau, ni cette dégénérescence en érysipèle terrible de la face, dont la scarlatine offre parfois des exemples.

Elle laisse une toux extrêmement forte à l'époque où la fièvre se déclare; et cette toux, ainsi que la rougeur de la langue, persistent encore après la disparition de la fièvre. La phthisie peut se déclarer après la convalescence, chez les personnes qui y sont déjà disposées.

Quelquefois les membranes muqueuses sécrètent beaucoup, et des vers viennent compliquer l'affection gastrique.

Dans la scarlatine, le système vasculaire sanguin est plus généralement affecté; dans la rougeole, ce sont surtout les membranes muqueuses et les follicules.

Pronostic.

Le pronostic n'est point fâcheux tant que l'affection marche avec régularité, principalement lorsque la fièvre cesse après l'éruption. Dans le cas contraire, il peut être très grave par la prédominance de l'inflammation des bronches, ou par celle des voies gastriques.

Traitement.

Il ne faut point donner les sudorifiques pour faciliter l'éruption; si les prodromes sont violents, l'on emploîra les moyens indiqués pour la gastro-entérite.

S'il y a congestion vers la gorge, vers le poumon, la saignée générale sera pratiquée; les grandes veines seront ouvertes; l'on mettra aussi en usage la saignée locale.

Le malade sera soumis à la diète la plus sévère; les boissons adoucissantes seront données, et l'on prescrira quelques lavements émollients.

Si, après l'éruption, l'irritation des viscères persiste, on devra la combattre; sans cela elle pourrait devenir funeste ou passer à l'état chronique. L'irritation des bronches est quelquefois fort intense après l'éruption; ce qui exige les sangsues, que l'on appliquera sur la trachée.

Quand la desquamation arrive et que les symptômes d'irritation intérieure diminuent, le régime et les boissons adoucissantes suffisent sans qu'il soit nécessaire d'employer les purgatifs.

L'abstinence est la meilleure précaution à cette époque; elle empêche les vers de se former, prévient les diarrhées, etc.

Les malades conservent-ils de la toux, de la douleur à l'épigastre, de la diarrhée? prescrivez l'eau d'orge, la décoction de riz, et surtout l'abstinence.

S'il reste une toux convulsive, le traitement doit être renvoyé à celui de la coqueluche : les sangsues, appliquées sur la trachée, sont encore

le meilleur moyen que l'on puisse employer en
pareil cas.

Lorsque l'éruption ne paraît pas chez un individu que l'on présume attaqué de la rougeole
ou de la scarlatine, parce que les symptômes
qu'il éprouve ressemblent à ceux que l'on vient
d'observer sur d'autres personnes affectées de ces
maladies, et parce qu'il s'est exposé à la contagion, cela vient de la prédominance de l'irritation intérieure qui arrête l'éruption cutanée;
alors on ordonnera les bains tièdes, quelques
sangsues à l'épigastre, et les boissons émollientes.
La peau est-elle froide, le sujet débile et déjà
affaibli par des maladies antérieures? les bains
chauds, les vésicatoires et les frictions avec l'alcohol, devront être prescrits; en outre, il faut
rendre les adoucissants légèrement stimulants,
quand la langue est totalement blanche et qu'il
n'existe aucun signe d'inflammation latente; par
exemple, l'on donnera une légère décoction d'orge
vineuse, une légère orangeade aromatisée, etc.

S'agit-il d'un sujet fort, mais dont les extrémités sont froides, l'épigastre chaud et douloureux? après les sangsues à l'épigastre, l'on fera
des aspersions d'eau froide, des irrigations; la
glace sera appliquée. Que se propose-t-on par
ces moyens, sinon d'obtenir, chez ce sujet, une

réaction qui donne les mêmes résultats que l'application de la chaleur chez un autre qui se trouve dans une disposition opposée?

M. *Carron*, d'Annecy, faisait des aspersions sur les diverses parties du corps, avec un goupillon trempé dans l'eau froide, puis il enveloppait le malade dans un drap chaud. Si le pouls se relevait, il donnait une légère limonade chaude, appliquait des sinapismes, des vésicatoires ; provoquant en même temps les évacuations par un ou plusieurs lavements, il obtenait la cessation des phénomènes nerveux, et enfin l'éruption. Telles sont les bases du traitement de la rougeole et de la scarlatine.

S'il reste des boutons à la peau, ce qui arrive quand elle est demeurée sensible, il est prudent, dans le traitement de la rougeole et de la scarlatine, de tenir les malades, pendant vingt ou trente jours, à l'abri des vicissitudes atmosphériques, et d'user des rafraîchissants.

Ils ne doivent s'exposer à l'air que d'une manière graduelle, comme pour s'y habituer de nouveau.

S'il reste une hydropisie, un catarrhe chronique du poumon ou du gros intestin, il faut les combattre par les moyens appropriés dont nous avons coutume de parler en traitant de ces affections , c'est-à-dire , que les diaphorétiques et les diurétiques doux seront opposés à l'hydropisie , et que les émollients , les sangsues , les cautères, les aliments féculents et la chaleur extérieure , conviendront pour calmer l'irritation des voies pectorales et gastriques.

Ainsi les complications de ces maladies n'ont rien qui ne les rallie avec toutes les autres affections.

Variole.

Cette maladie intéresse tout le tissu de la peau ; ses phénomènes locaux ont lieu à la superficie ; elle présente les mêmes différences que les autres phlegmasies éruptives. L'on distingue communément trois degrés dans la variole : le premier degré nous donne la variole discrète ou bénigne ; le deuxième, la variole très inflammatoire (confluente); et, dans le troisième, l'irritation se fixant sur les viscères, empêche l'éruption d'avoir lieu : c'est la variole ataxique , maligne , etc, etc.

Sa cause déterminante vient manifestement par contagion.

L'on ne peut douter que la variole se transmet d'une personne malade à des personnes saines.

Il y a beaucoup de conjectures sur le mode de communication des miasmes qui peuvent se conserver long-temps. On les a vu suspendre leur action pendant un espace de temps plus ou moins considérable, et reparaître ensuite sans que l'on sût comment.

Ce qu'il y a de certain, c'est qu'en Europe l'on ne connaissait pas cette maladie avant que les Arabes l'y eussent apportée. Comme la vaccine, dont nous allons parler immédiatement après, détruit l'aptitude à contracter la variole, nous sommes portés à espérer qu'un jour elle la fera disparaître de nos climats.

Elle paraît le plus souvent aux équinoxes ; elle est transmissible par l'inoculation. Le même individu n'en est attaqué qu'une seule fois : les exceptions sont très-rares.

Tous les hommes y sont prédisposés, et dans tous les âges, mais beaucoup moins dans la vieillesse. Cependant, quelques personnes ne l'ont jamais, tandis que d'autres, après avoir été, pendant un temps très-long, impunément exposés à l'action des miasmes, la contractent dans un âge très-avancé, et même y succombent. Il est impossible de dire à quoi tiennent ces différences. L'expérience a seulement appris que la prédisposition n'est détruite qu'autant que l'on a déjà eu cette maladie, ou que l'on a été modifié par le virus vaccin.

Symptômes.

Nous allons commencer par le degré le plus bénin, parce que c'est lui qui donne l'idée la plus claire sur la variole.

Dans ce degré, comme nous l'avons dit en commençant, la variole est appelée bénigne ou discrète ; bénigne, parce qu'elle entraîne peu de danger ; discrète, parce qu'il y a peu de boutons, et qu'ils sont isolés les uns des autres.

Les prodromes sont les symptômes de la gastro-entérite à son début, comme cela a lieu pour toutes les maladies éruptives ; on ne saurait donc prononcer, d'après les seuls prodromes, que c'est la variole qui doit se déclarer.

On voit paraître un état fébrile caractérisé ordinairement par la fréquence du pouls, la douleur dans les membres, les nausées, l'inappétence, le dégoût pour les aliments, l'inaptitude aux mouvements, les douleurs du dos et des lombes, l'abattement, la tristesse, la diarrhée ; l'assoupissement, le délire et les convulsions plus ordinaires chez les enfants : ces modifications dépendent de l'état des voies gastriques fortement stimulées, qui réagissent toujours sur le cerveau, etc. L'éruption peut être retardée par une autre phlegmasie, telle que la diarrhée, la rougeole, la scarlatine, la vaccine, qui parcourent leurs périodes ; après quoi la variole se déclare à son tour : c'est ce qui a fait admettre un virus spécifique.

En général, l'éruption se fait du troisième au quatrième jour, et commence d'abord à la face, puis elle paraît successivement au cou, à la poitrine, à l'abdomen, aux extrémités supérieures et aux membres inférieurs.

Du moment que l'éruption a lieu, la fièvre cesse tout à fait par le transport de l'irritation intérieure sur la peau. Il n'y a plus de rougeur à la langue, plus de lassitude, plus d'inappétence, ni de mouvements convulsifs, etc. Le malade est singulièrement soulagé.

Il paraît sur la peau des pustules semblables à de petites taches qui se couvrent de boutons ; sur ces boutons se forment des vésicules centrales qui se remplissent d'un liquide transparent.

Ces vésicules croissent ; elles finissent par occuper tout le bouton, et sont entourées d'un limbe ou aréole rosée.

Du huitième au neuvième jour, le liquide perd sa transparence et devient opaque, l'aréole s'efface ; le jour suivant le pus est résorbé, la vésicule s'aplatit, se déprime vers son centre, et se

transforme en croûte ; du dixième au quatorzième jour, la croûte se détache, et laisse au dessous d'elle une cicatrice d'abord rouge et avec
dépression à son centre. Cette cicatrice reste
rouge pendant quelque temps, puis elle finit par
pâlir et par former une fossette.

Voilà la marche de la variole discrète, dont le
caractère distinctif est, après le petit nombre des
pustules, de ne plus présenter aucun signe d'affection gastrique, ni de congestion cérébrale,
aussitôt que l'éruption paraît.

Telle est aussi la marche de l'éruption développée par la vaccine.

Variole confluente.

Soit à raison de l'idiosyncrasie, soit par l'absorption d'une plus grande quantité de miasmes,
ou par une prédisposition inexplicable, les boutons sont plus nombreux, et des prodromes très
inflammatoires précèdent toujours cette espèce
de variole. Généralement l'intensité de l'irritation
gastrique dans le début, donne à peu près la mesure de la violence future de la phlegmasie cutanée, et de l'abondance des boutons qui sont très
rapprochés et confondus ; il y a seulement quelques exceptions.

En effet, nous avons remarqué que les boutons sont toujours plus confluents dans les régions de la peau les plus délicates, qui contiennent le plus de vaisseaux sanguins, et dont l'irritabilité est plus grande, soit naturellement,
soit accidentellement. C'est ainsi que la face offre
constamment un plus grand nombre de pustules.
Nous avons aussi eu l'occasion d'observer, chez
un individu affecté de variole, et qui avait eu un
vésicatoire peu auparavant, que les boutons ont
été très confluents sur la surface de la peau qu'occupait le vésicatoire, et peu nombreux sur les
autres parties du corps ; mais nous avons aussi
observé des faits contraires.

Un homme dans la convalescence d'une péritonite intense, à laquelle on opposa des saignées
nombreuses, fut atteint d'une variole dont les
prodromes furent légers ; mais l'éruption fut
très confluente et suivie de la mort, que nous
attribuons au marasme général du sujet avant
l'éruption. Nous possédons encore d'autres observations pareilles terminées par la guérison.

Quoi qu'il en soit, nous pensons avec *Sydenham*, *Cullen* et plusieurs autres, qu'en général
la confluence est en raison de la prédisposition
inflammatoire.

Lorsque la confluence doit être extrême, les

prodromes sont alarmants. Il y a fièvre violente, chaleur ardente, douleurs atroces dans le dos, aux lombes ; quelquefois même des vomissements aussi violents que dans la fièvre jaune; rougeur de la langue, des yeux; diarrhée, convulsions; tous ces symptômes font reconnaître la gastro-entérite. Chez les sujets sanguins l'irritation du poumon s'y joint quelquefois.

Voilà donc les trois cavités splanchniques qui peuvent être affectées en même temps.

Vers le troisième ou le quatrième jour, on voit une rougeur universelle de la face, du moins on aperçoit des taches très rapprochées. L'on peut alors prévoir l'intensité de l'affection et la confluence. Dès ce moment, le médecin doit concevoir de justes craintes qui seront augmentées par la persistance de l'état fébrile.

Cette rougeur se couvre de boutons, dont la marche est à peu près la même que dans la variole discrète.

Vers le septième ou huitième jour les aréoles se confondent, si elles ne l'étaient pas dès le commencement. Une fois qu'elles se sont réunies, ce qui a principalement lieu à la face, ce n'est plus à de petites inflammations isolées de la peau que l'on a affaire, mais à un érysipèle très intense; la face est d'un volume énorme, les yeux sont fermés, la bouche ne peut s'ouvrir ; les lèvres, la langue et les amygdales sont très gonflées ; la salivation, chez les uns, est abondante ; l'intérieur de la bouche est couvert de boutons ; nous sommes certains qu'il ne s'en développe pas de semblables dans le reste de l'étendue des membranes muqueuses, comme l'ont pensé plusieurs auteurs. Nous croyons que c'est à l'épiderme qui revêt l'origine des membranes muqueuses, qu'est due la forme pustuleuse des boutons que l'on y remarque.

Le fait est que l'on n'en observe pas ailleurs qu'à la peau et aux ouvertures de ces membranes. Mais quoique ces boutons manquent dans le reste des voies gastriques, ces parties n'en sont pas moins le siége d'une phlegmasie également intense.

Dans le moindre degré de la variole confluente, la fièvre cesse à l'époque de l'éruption, pour reparaître lorsque les boutons viennent à se confondre, tandis que dans le degré le plus intense, où les aréoles sont confondues à la face, dès le commencement, la fièvre ne cesse pas toujours. D'après ces considérations, l'on peut établir quatre degrés dans la variole.

1ᵉʳ. Variole discrète, dans laquelle la fièvre cesse au moment de l'éruption, et ne reparaît plus.

2ᵉ. Variole confluente, dans laquelle la fièvre

cesse dès que l'éruption s'annonce, mais revient quand les boutons sont confondus.

3ᵉ. Variole très confluente, dans laquelle la fièvre continue malgré l'éruption, et ne fait que s'exaspérer par les progrès des pustules et la confusion de leurs aréoles.

4ᵉ. Enfin, il est une autre variété dans laquelle l'éruption reste incomplète, en raison de la prédominance excessive de l'inflammation intérieure. C'est à cette variété que les auteurs ont donné le nom de variole maligne, qu'ils ont aussi appliqué au plus haut degré de la confluente.

Complication.

La variole discrète est sans le moindre accident, mais il n'en est pas de même de la deuxième et de la troisième espèce qui sont des confluentes; il s'y joint diverses autres maladies : par exemple, le gonflement érysipélateux de la face survient et porte au plus haut degré la gastro-entérite : il développe même d'autres accidents. C'est ainsi qu'on voit survenir le vomissement, la diarrhée, une congestion cérébrale, une pneumonie. L'irritation peut franchir les limites du système muqueux et passer aux systèmes cellulaire et séreux; de là la péritonite, et quel-

quefois l'inflammation de toutes les articulations, inflammation qui s'y établit avec rapidité,
et fait promptement passer ces tissus à la suppuration. Quelquefois le malade résiste à cet
érysipèle, et il se forme des foyers purulents
sous-cutanés qui exhalent une odeur des plus
fétides ; quelquefois le malade, par la diminution
progressive des inflammations interne et externe, peut entrer en convalescence ayant le corps
tout couvert de croûtes, de phlegmons et de pro-
fonds ulcères.

D'autres fois, l'affection externe cesse seule,
et la mort arrive par les progrès de la gastro-entérite (typhus et adynamie des auteurs), par la
pneumonie, la congestion cérébrale, etc. La mort
a lieu vers le quatorzième ou seizième jour ; elle
peut être retardée par les antiphlogistiques ; les
irritants la précipitent toujours.

Il résulte de ces faits : 1° que la phlegmasie
muqueuse du début (prodromes) marque la
première impression du venin ; 2° que l'éruption
en est l'effet secondaire ; 3° que la fièvre dite de
suppuration est le produit sympathique de l'é-
rysipèle occasioné par la confluence des aréoles,
et non l'effet nécessaire du venin ; 4° que toutes
les complications dépendent de la disposition
inflammatoire naturelle ou acquise.

Autopsie.

A la peau l'on trouve de vastes érysipèles,
les uns en suppuration et dégénérés en phlegmon, les autres couverts de larges vésicules;
quelquefois même l'on observe la rougeur et le
gonflement d'un membre tout entier, et des in-
filtrations purulentes; d'autres fois, la peau est
sèche, flétrie, et ce dernier phénomène dépend
de la concentration de l'irritation sur les voies
gastriques, qui présentent les mêmes altérations
que dans la gastro-entérite. On trouve encore la
trace des phlegmasies complicantes, séreuses et
parenchymateuses, quand elles ont existé.

Pronostic.

La marche de la maladie et l'intensité des
symptômes doivent faire varier le pronostic;
ainsi il est toujours relatif à ces phénomènes.

Nullement défavorable dans la variole discrète,
il doit être très réservé dans la variole confluente,
quoique le médecin ait été appelé dans le début,
et que le malade se soit soumis à tout ce qui lui
a été prescrit. Il sera bien plus fàcheux lorsque
le malade n'aura été vu qu'à la dernière période,

et que la gastro-entérite secondaire, effet de l'érysipèle, et les autres complications se seront manifestées; car cet état de la maladie est le plus souvent suivi d'une mort prompte, que le médecin doit faire pressentir.

Passons maintenant à la répercussion de la variole. Elle peut dépendre d'un ancien foyer intérieur d'irritation; de l'excès de la gastro-entérite secondaire; de l'impression du froid, qui la détermine en augmentant cette phlegmasie, ou bien en produisant une congestion cérébrale, pectorale, une péritonite, etc. Les affections morales ont une influence analogue; la rétrocession de la variole n'est jamais le produit direct de la faiblesse ni du défaut de force pour pousser le virus à la superficie, ainsi qu'on l'a supposé. Il faut toujours l'attribuer à un point d'irritation agissant à l'intérieur. Au surplus, son pronostic est presque toujours funeste, si l'on n'agit avec la plus grande célérité.

Disons aussi que l'on a plusieurs exemples qui prouvent que la variole peut se manifester avant la naissance. Des enfants encore dans la matrice en ont été affectés. Ce qui semble attester l'existence d'une cause matérielle.

Traitement.

Le traitement doit être antiphlogistique.

Si la variole est simple et discrète, on n'a besoin d'aucun moyen énergique; mais on évitera pendant tout le cours de la maladie de donner des stimulants; ils pourraient ou réveiller ou exaspérer la gastro-entérite. Durant la convalescence, si le malade a de l'appétit, il ne faut point lui donner trop d'aliments; car toute condescendance à ses désirs pourrait avoir de très funestes résultats.

Que vous soupçonniez, ou non, une variole, en général, toutes les fois qu'il y a des signes d'inflammation, il faut étouffer l'irritation : pour cela, on doit employer hardiment le traitement le plus actif; les saignées et tous les antiphlogistiques devront être mis en usage; trop souvent ces derniers secours ont été en défaut. Nous avons des milliers de moyens puissants pour exciter la fièvre à volonté; nous n'en possédons qu'un très petit nombre, encore sont-ils bien faibles et trop souvent insuffisants pour la réprimer.

A l'imitation de Sydenham, il faut, chez les sujets forts, dont la fièvre est intense, pratiquer des saignées générales : nous y ajouterons l'injonction très expresse de faire concourir en même temps les saignées locales sur l'abdomen, ainsi que nous l'avons conseillé pour la gastro-entérite.

Fort souvent il nous est arrivé de voir disparaître, après l'application des sangsues à l'épigastre et autour de l'ombilic, la céphalalgie atroce, l'agitation et la douleur violente des articulations ; la fièvre cessait, et le lendemain l'on voyait paraître la variole qui marchait sans renouveler la fièvre. Dans un cas semblable, l'affection sera toujours moins grave après les saignées locales que si l'on n'avait point employé ce traitement.

Lorsque l'éruption est achevée, si l'inflammation interne, ou la gastro-entérite du début, persévère, il faut la combattre par les boissons aqueuses, adoucissantes, l'abstinence du bouillon, les fomentations émollientes, les manuluves, les pédiluves, et les sangsues appliquées sur le ventre en quantité modérée. S'il y a diarrhée, l'on emploiera le traitement que nous avons conseillé lorsque nous avons parlé de cette maladie, et surtout les sangsues à l'anus.

Quand la fièvre a cessé après l'éruption, dans la variole confluente, on en prévient le retour en s'opposant, par l'application des sangsues autour du cou, au développement de l'érysipèle de la face, qui ne manquerait pas de la reproduire en agissant sur les voies gastriques à la manière de toutes les inflammations cutanées.

Il est important, dans la variole confluente, de percer les vessies; par ce moyen, l'on procure un grand soulagement au malade. La douleur de toute la surface cutanée, qui est le plus grand tourment du malade dans la variole, ainsi que la démangeaison, sont beaucoup diminuées, lorsque l'on a soin d'enlever le pus avec une éponge trempée dans l'eau de guimauve et de pavot, tiède.

Ces moyens diminuent le danger et la déformation de la peau; ils ont aussi l'avantage de s'opposer à la résorption du pus.

Lorsque l'irritation est très forte à l'intérieur, qu'il y a spasmes et convulsions, et que l'éruption, qui avait commencé à se faire, vient à cesser, il faut, pour la rétablir, appliquer les sangsues à l'épigastre, ordonner des bains chauds, promener des vésicatoires, faire des frictions, et, à l'intérieur, donner des boissons émollientes un peu chaudes. Mais si le ralentissement de l'éruption n'est accompagné d'aucun signe d'irritation des viscères, on ne doit pas s'en alarmer. Nous avons observé cette marche à la suite des saignées copieuses, et nous l'avons toujours trouvée favorable aux malades.

Quelques auteurs ont recommandé, pour diminuer la violence de l'éruption, d'exposer les malades au contact de l'air froid : ce procédé pourrait peut-être avoir quelque succès ; mais les boissons adoucissantes et les saignées locales, soit au bas-ventre, soit au cou, sont de beaucoup préférables pour modérer la confluence.

On a aussi proposé les bains froids, les irrigations et les frictions froides, pour favoriser l'éruption ; mais très souvent ces moyens ont été contraires. Rappelons-nous toujours que lorsque nous employons le froid, nous voulons obtenir une réaction, et que cette réaction ne peut avoir lieu que chez des sujets forts. La chaleur doit être préférée au froid.

Est-il des cas où l'on puisse donner les sudorifiques et les stimulants pour rétablir l'éruption ? Ils sont très rares. Ces moyens doivent être rigoureusement proscrits, excepté cependant lorsque la langue n'est point rouge, qu'elle est couverte de mucosités grisâtres, et qu'il n'existe point de chaleur âcre à la peau. Dans les cas contraires, et dans ceux-là même, aussitôt que l'éruption sera rétablie, il faut toujours employer les adoucissants et les antiphlogistiques.

Dans cette maladie, le praticien peut remarquer deux gastro-entérites ; la première précède l'éruption, et finit lorsque celle-ci commence ; la seconde commence avec la confluence des aréoles, et finit avec la desquamation. ou se prolonge sous forme chronique. Mais ces gastrites chroniques ne diffèrent en rien de celles dont nous avons parlé. Il en est ainsi de toutes les autres phlegmasies qui peuvent compliquer la variole.

Vaccine.

La vaccine est une inflammation pustuleuse de la peau : elle a les mêmes caractères que la variole ; elle est contagieuse, mais il faut nécessairement l'inoculation pour qu'elle se transmette.

Le nombre des piqûres faites pour insérer le virus, détermine le nombre des boutons.

Le virus vaccin a été pris originairement au pis des vaches. On le conserve fort long-temps dans des tubes de verre, lorsqu'il est mis à l'abri du contact de l'air : on peut, par ce moyen, le transporter d'un pays à un autre.

Dans l'état actuel, la vaccine se transmet d'un

sujet à un autre, par l'inoculation, lorsque le virus a été recueilli à maturité , c'est-à-dire lorsque le fluide n'est pas encore purulent, et pourvu qu'il y ait prédisposition à la variole chez le sujet qui le reçoit. La prédisposition existe chez tous les individus. Il est excessivement rare que l'on soit attaqué de la variole après avoir éprouvé la vaccine; cependant l'on a vu des sujets à qui cela est arrivé; mais ces cas sont dans la proportion d'un, tout au plus, sur deux cent mille. Ils doivent d'autant moins diminuer notre confiance dans ce préservatif, que les récidives de variole sont également possibles.

L'inoculation de la vaccine est une opération chirurgicale que l'on appelle vaccination : elle se fait de plusieurs manières.

Il survient, trois ou quatre jours après la vaccination, un mouvement fébrile, de l'altération, de la soif même pendant vingt-quatre heures; alors paraît un bouton vésiculaire entouré d'une aréole érysipélateuse, contenant un liquide transparent semblable à du verre fondu , et faisant saillie au dessus du niveau de la peau. Du cinquième au septième, et quelquefois au neuvième jour de son apparition, le liquide perd sa transparence; il jaunit, devient purulent, et est résorbé en partie; le bouton s'affaisse et reste encore sur la peau jusqu'au quatorzième jour, époque à laquelle il se dessèche, tombe, et laisse, comme dans la variole, une cicatrice.

Pour que la vaccine soit préservative, il faut qu'elle parcoure toutes ces périodes avec régularité et sans complication. Trois conditions sont essentielles : 1° le mouvement fébrile (affection des viscères) ; 2° transparence du fluide pendant quatre à cinq jours au moins ; 3° aréole érysipélateuse bien dessinée.

Divers accidents peuvent faire douter de l'efficacité de la vaccine. Cette phlegmasie peut se changer en un érysipèle avant d'avoir passé par toutes ses périodes ; mais quand le fluide transparent a existé pendant cinq, six, sept jours, temps assez long pour qu'il acquière ses qualités, aucune complication n'empêche plus la vaccine d'être bonne et de préserver de la contagion varioleuse. Si la piqûre cause de suite un bouton, ce bouton ne vaut rien ; car il faut un intervalle de trois à quatre jours entre la vaccination et l'apparition du bouton vésiculaire.

Il arrive aussi quelquefois que la vésicule ne se remplit pas de liquide, et que l'aréole ne se dessine pas bien : dans ce cas, l'on peut regarder l'inoculation comme nulle, quand même il y aurait eu un léger mouvement fébrile. Cependant il faut remarquer que l'aréole se dessine moins bien chez les adultes que chez les enfants.

D'autres fois la piqûre est suivie d'une éruption anomale considérable; alors on ne devra point regarder une telle éruption comme efficace; mais si néanmoins, au milieu de cent ou de deux cents boutons irréguliers, on observe que ceux des lieux de l'insertion suivent la marche que nous leur avons assignée, l'on peut regarder l'inoculation comme préservative.

Quelquefois la vaccine est suspendue par la scarlatine, la rougeole, la varicelle; et quand ces maladies sont terminées, la vaccine reprend son cours. Si les caractères sont bons, cette suspension n'est point un obstacle à son efficacité : l'on a des exemples de faits semblables.

La vaccine exerce quelquefois des influences salutaires sur l'économie; par exemple, sur l'état scrophuleux, les maladies nerveuses, les dartres et d'autres affections chroniques.

Chez les sujets pléthoriques chez lesquels il existe une diathèse inflammatoire, et dont l'estomac est trop irritable, le mouvement fébrile qui précède l'éruption acquiert une intensité si considérable qu'il en résulte une gastro-entérite qui détruit la propriété préservative de la vaccine. Il ne faut donc point vacciner de tels sujets avant de les avoir bien préparés.

Le vaccin est un virus spécifique qui préserve d'une maladie spécifique.

Comme dans toutes les maladies éruptives, l'affection a d'abord lieu à l'intérieur, puis à la peau : l'on voit que le virus attaque les viscères, et qu'il est réfléchi vers l'organe cutané. Ce qu'il y a de singulier, c'est qu'une cause qui produit une irritation générale des membranes muqueuses ne détermine qu'une phlegmasie locale à la peau.

Varicelle.

La varicelle (petite-vérole volante) est une autre phlegmasie superficielle de la peau, caractérisée par les quatre phénomènes communs à toutes les inflammations. Sa marche est la même que celle de la variole ; elle est précédée d'irritation fébrile dont les caractères sont toujours identiques avec la gastro-entérite. Après un léger accès de fièvre, l'on voit paraître des vésicules attachées à la peau comme par un pédoncule, sans être entourées d'un limbe. Dès le premier jour, les vésicules perdent leur transparence, et au bout de deux à trois, elles tombent en croûte : il reste bien une tache , mais point de cavité. Ces boutons ont encore pour caractère de ne point s'élever tous à la fois. La varicelle n'est point préservative de la variole : son traitement est à peu près nul quand elle est simple.

Quoique cette maladie soit légère , elle peut donner lieu à de graves accidents , selon l'idiosyncrasie , la diathèse , etc. , surtout si l'on a administré des médicaments incendiaires sans avoir usé des adoucissants et des rafraîchissants , comme on doit le faire dans la gastro-entérite légère : il faut aussi éviter le contact de l'air. La diète et les boissons acidules seront encore mises en usage.

Pemphigus.

Le pemphigus a existé de tout temps ; mais ce n'est que depuis peu que cette maladie a fixé l'attention et qu'elle a reçu un nom. C'est une phlegmasie vésiculaire superficielle de la peau , consistant en un fond rouge , érythémateux , sur lequel s'élève une vésicule ; son siége est la couche superficielle du chorion. Dans l'érysipèle, une seule surface enflammée est couverte de plusieurs vésicules ; dans le pemphigus, au contraire , chaque vésicule a son érysipèle propre.

Cependant ces petites surfaces érysipélateuses peuvent se réunir, les vésicules confluer, et alors le pemphigus prend la forme d'un érysipèle plus ou moins étendu.

Ses causes spécifiques sont inconnues; elle paraît tenir aux variations atmosphériques, aux lieux, aux tempéraments. On la voit communément dans les saisons et sous les influences locales qui déterminent les autres phlegmasies. Quelques auteurs admettent l'idiosyncrasie; mais c'est là dire bien peu de chose.

Le pemphigus revêt plusieurs formes.

Première forme. Il peut être simple; dans ce cas, il est sans fièvre, sans phénomènes sympathiques; son siége le plus ordinaire est aux doigts, à la figure : c'est une rougeur sur laquelle se développe une vésicule pleine d'un liquide roussâtre; cette vésicule crève, le liquide s'écoule, et l'on voit au fond une surface blanche, grise ou brune. Dans une espèce de cette maladie, que l'on nomme maligne, cette surface est grangrenée : dans ce cas, le pemphigus est voisin de la pustule maligne. Cette espèce s'observe dans des lieux malsains, sous l'influence d'un air marécageux, et sur des sujets affaiblis. Le pemphigus simple est chronique : ses vésicules paraissent à des époques irrégulières.

Deuxième forme. Il peut être compliqué de gastro-entérite ; alors la fièvre, des lassitudes, la rougeur de la langue, une grande soif, la prostration, etc., l'accompagnent. Le quatrième jour il paraît une vésicule plus ou moins volumineuse, sur un fond érysipélateux. Elle peut avoir de six lignes à vingt pouces de diamètre ; la douleur est considérable à la peau, elle est brûlante, etc. Quelquefois la fièvre cesse, et les vésicules persistent et continuent à se reproduire chroniquement, sans mouvement fébrile. D'autres fois, l'état fébrile dure un mois et plus, et cependant les vésicules se succèdent ; bientôt la peau se trouve couverte de cicatrices semblables à celles des vésicatoires.

Ce mouvement fébrile peut être compliqué de congestion pectorale, etc.

Quelquefois le pemphigus est périodique. La fièvre se déclare, l'éruption paraît, et, avant que l'ulcère causé par celle-ci soit cicatrisé, un autre accès détermine une nouvelle éruption ; on a vu ces accès revenir tous les mois, etc.

Au résumé, le pemphigus est une phlegmasie de la peau, qui se trouve, ou non, en rapport avec une inflammation interne. Le pemphigus gangréneux indique toujours une mauvaise disposition du sujet ; dans tous les cas, c'est une maladie très incommode et très désagréable : le pronostic est en raison de l'irritation des viscères.

Traitement.

Il faut observer la constitution du sujet : si elle est bonne, le traitement pourra se borner à des topiques adoucissants, tels que le cérat ; et à éloigner les causes présumées de l'affection, telles que le chaud, le froid. Il est utile d'envelopper les mains dans un cataplasme émollient pendant plusieurs jours : les bains et un régime doux ne peuvent être qu'avantageux.

Si le malade est faible, sans phlegmasie, l'on donnera des analeptiques. La gastro-entérite a-t-elle lieu, il faut la traiter. Existe-t-il des ulcères douloureux, opiniâtres ; faites bouillir les feuilles de grande scrophulaire dans de la graisse, laissez refroidir, et étendez-en sur les parties douloureuses.

Dans la disposition gangréneuse simple, les toniques conviennent ; la complication scorbutique exige les végétaux frais.

Dans l'espèce fébrile, on traite la gastro-entérite par les moyens ordinaires, et l'affection locale par la scrophulaire.

Si le pemphigus est périodique, son traitement rentre dans celui des maladies périodiques en général. On recherche la cause : s'il existe des influences miasmatiques, on les écarte; si les voies gastriques sont saines entre les accès, on prévient ceux-ci par le quina, et dans tous les cas l'on a soin d'entretenir la peau dans une température modérée.

Il existe plusieurs phlegmasies cutanées, dont l'irrégularité et le peu d'importance nous dispensent de traiter ici; d'ailleurs elles ne dépendent, dans la majorité des cas, que de l'irritation gastrique, dont nous avons parlé.

FIN.

TABLE

DES MATIÈRES.

CHAPITRE Iᵉʳ.

CHAPITRE II.

CHAPITRE III.

CHAPITRE IV.

Des inflammations cutanées.

FIN DE LA TABLE.